Simone Detto

DIE KRAFT DER Wurzeln

Verborgene Schätze unserer Heilpflanzen

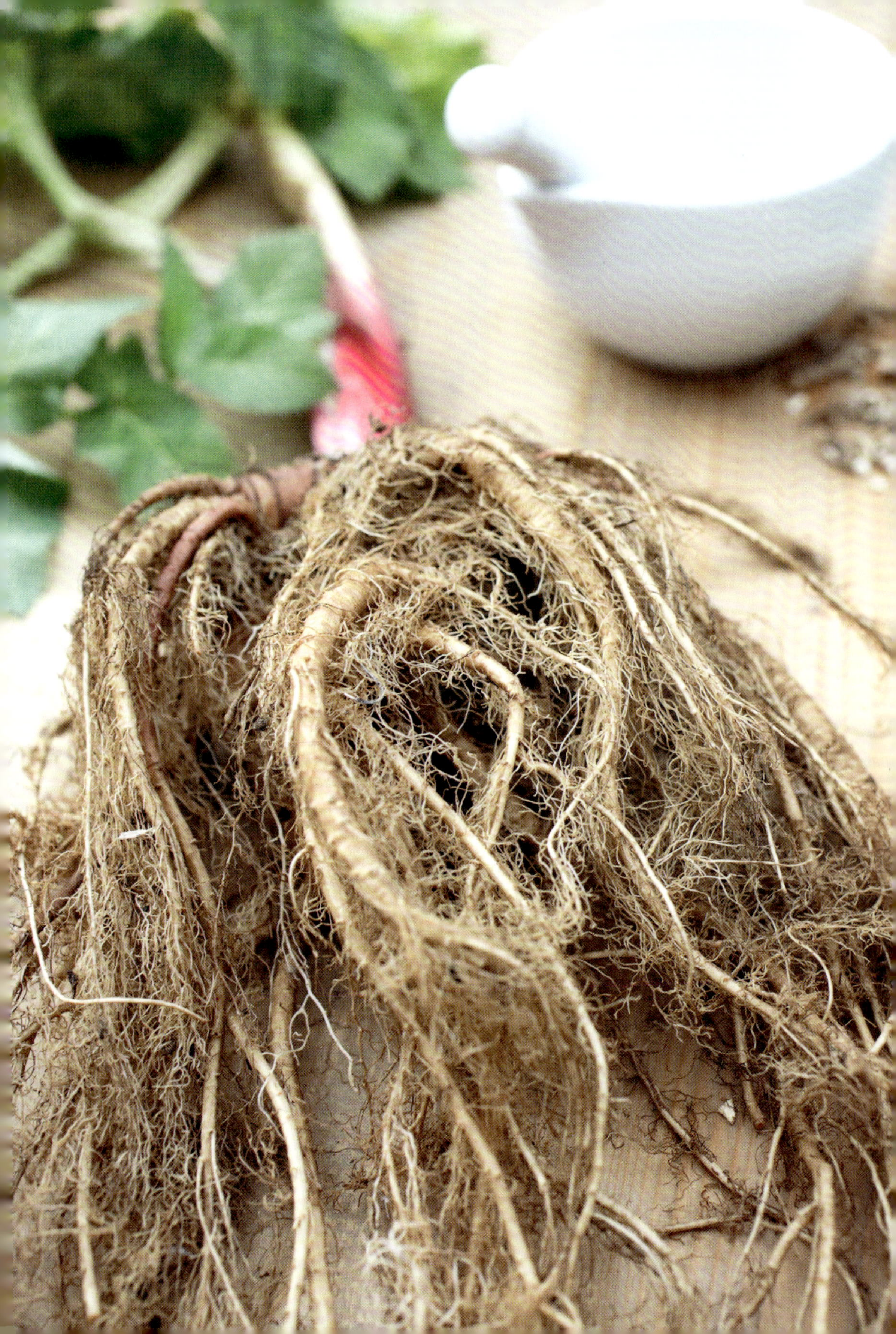

Das steckt im Buch

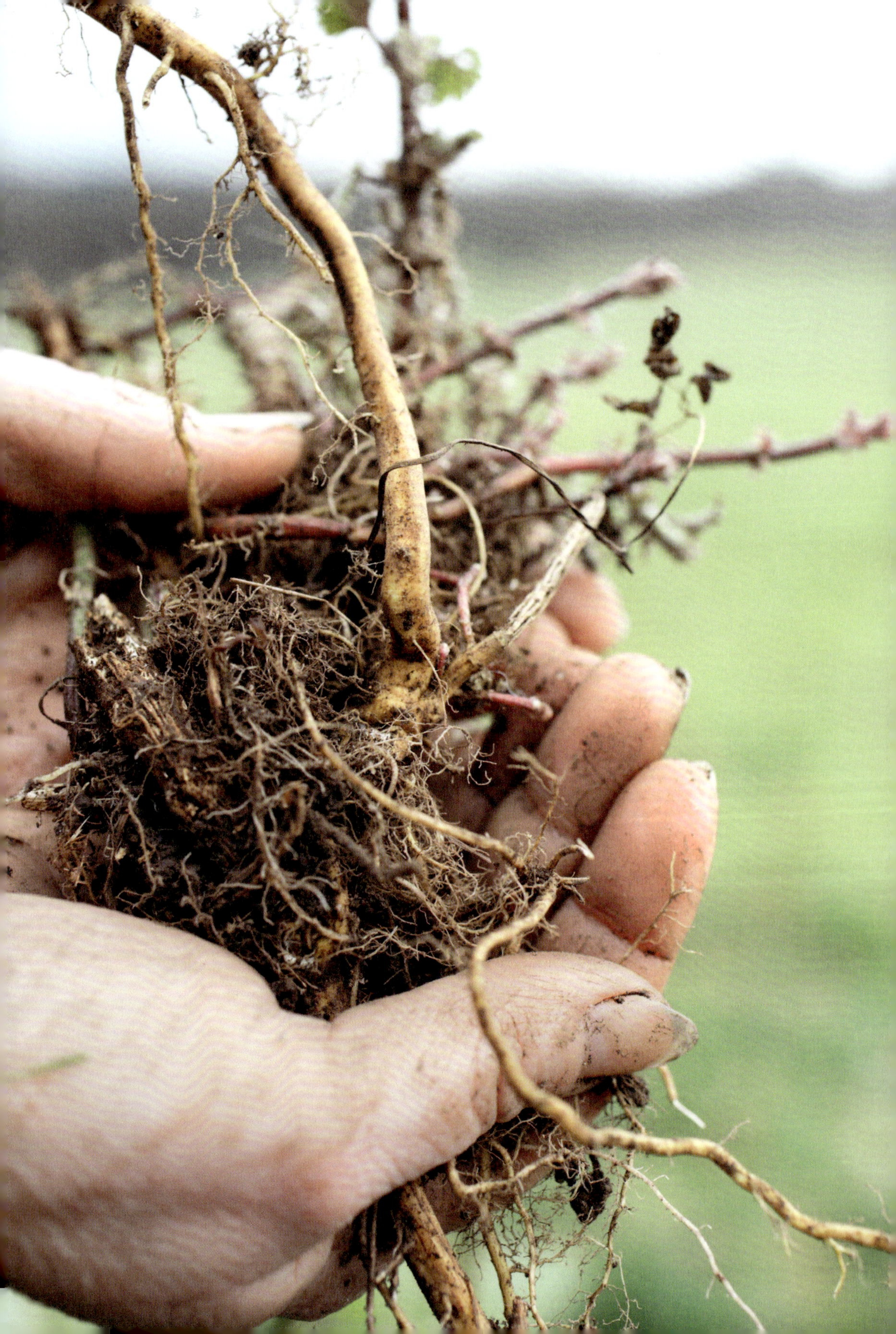

Zum Geleit

Wer einmal im Herbst die Wurzel einer Heilpflanze ausgegraben hat, vielleicht eine Beinwellwurzel, kennt das Gefühl: Es ist, als ob man einen verborgenen Schatz aus dem Erdboden hebt. Man fühlt sich dabei mit der Erde und ihren Geheimnissen verbunden. Es duftet nach Erdreich, gespeicherter Lebenskraft, nach Fruchtbarkeit und Ursprünglichkeit.
Den ganzen Frühling, Sommer und Herbst hindurch hat die Pflanze Sonnenenergie mit ihren grünen Blättern aufgenommen und auf wundersame Weise mittels Fotosynthese Licht in Leben verwandelt. Mit ihren Wurzeln nahm sie Nährstoffe und Wasser aus dem Boden auf. Sie schuf daraus energiereiche Stoffe und hat dabei auch Substanzen erzeugt, die in unserem Körper heilsam wirken können oder uns nähren. Wenn die oberen Teile der Pflanze mit dem herannahenden Winter absterben, hat sie bereits, wie in einen Koffer, zum Überleben im Winter und zum Neubeginn im Frühjahr viel in die unterirdischen Wurzeln gepackt. Viele dieser „Vorratskammern", oft prall gefüllt, dienen uns als wirksame Heilmittel und manche auch als stärkende Nahrung.
Gut zu wissen, wofür die Heilwurzeln der verschiedenen einheimischen Pflanzen zu verwenden sind, wie man sie zu Tees, Salben, Tinkturen und Vielem mehr verarbeitet. In diesem Buch führt die Kräuterkundige Simone Detto in das Reich der Wurzeln ein und macht die Leserinnen und Leser vertraut mit einem alten und neuen Wissen über deren Heilkraft. Sie macht mit ihren Pflanzenbeschreibungen, Rezeptvorschlägen und Geschichten Lust darauf, diese besonderen Pflanzenwurzeln kennenzulernen.
In einer harmonischen Gesamtheit aus Informationen zu Pflanzenbeschreibung, Volksnamen, Anbau, Ernte und Heilkraft stellt sie detailliert die heilkräftigen Wurzeln von 19 einheimischen Pflanzen vor. Dabei schöpft sie aus dem überlieferten Schatz der Naturheilkunde und verbindet dieses Wissen mit ihrer eigenen, gelebten Erfahrung als Kräuterfrau. Simone Detto macht uns dabei auch mit einigen bisher noch fast unbekannten Pflanzen bekannt, deren Wurzeln in früheren Zeiten als Nahrung sehr geschätzt waren.
Lassen wir uns von diesem Buch dazu inspirieren, die „Hände in die Erde zu stecken", die Wurzelschätze zu heben, sie zu Heilmitteln oder Speisen zu verarbeiten und uns an diesen besonderen Geschenken der Natur zu erfreuen.
Es ist mir ein Vergnügen, diesem Buch das Geleit zu geben. Ist es doch das erste umfassende Werk über die Heilkraft der einheimischen Pflanzenwurzeln, jenen „Kraftpaketen in der Unterwelt", die seit Jahrtausenden von den Kräuterheilkundigen geschätzt werden.

Susanne Fischer-Rizzi
ARVEN, Schule für Heilpflanzenkunde, Aromatherapie und Wildniswissen

Vorwort

Wenn sich das Kräuterjahr dem Ende zuneigt, wenn die Sonnenstrahlen die Erde nur noch kurz erwärmen, die Nebel über die Felder streifen und uns morgens einen Hauch weißen Raureifs hinterlassen, dann ist Wurzelgräberzeit. Unsere Heilpflanzen haben zu diesem Zeitpunkt im Jahreskreislauf ihren grünen, oberirdischen Teil bereits zurückgezogen, um ihre Kräfte zu schonen und wertvolle Substanzen für die nächste Saison in den Wurzeln zu speichern.

Wurzeln – unterirdische Heilschätze und köstliche Begleiter einer gesunden und zugleich schmackhaften Küche – sollen das Thema dieses Buches sein. Es geht um Wurzeln, die unsere Gesundheit stärken oder wieder herstellen, und Wurzeln, die unsere gesunde Küche bereichern sowie fast vergessene Gerichte und Geschmackserlebnisse neu aufleben lassen.

In alten Zeiten gab es den Beruf des Wurzelgräbers. Das war eine schwere Arbeit, die bevorzugt von heilkundigen Frauen und Männern ausgeführt wurde. Im Herbst, nachdem sich das Grüne der Pflanzen zurückgezogen hatte, konnten sie die Wurzeln aus dem Erdreich bergen. Diese Wurzelschätze zu graben, zu reinigen und zu wertvollen Heilmitteln aufzuarbeiten ist keine leichte Arbeit. Diesen alten Wurzelgräbern war natürlich auch stets bewusst, dass die Pflanze nicht weiterleben wird, wenn man die Wurzel erntet. Sehr behutsam und mit viel Achtsamkeit führten sie kleine Rituale durch – Rituale der Dankbarkeit an Mutter Natur und an die Schöpfung – und hoben dann erst ihre Kostbarkeiten. So konnten die Wurzelgräber ihre Arbeit vom späten Herbst bis in das Frühjahr hinein verrichten und so mit viel Respekt und Dankbarkeit große Heilschätze bergen.

Diese Schätze aus dem Erdreich wurden von den Wurzelgräbern noch vor Ort von Sand und Erde befreit, nach Hause transportiert und behutsam weiterverarbeitet. Nachdem sie gründlich gewaschen und gebürstet den Weg zum Trocknen gefunden haben oder klein geschnitten in Öl oder Alkohol lagen, waren sie für den Wintervorrat bereit. Andere Wurzeln wurden für eine Vorratshaltung in Mieten eingelagert.

Später, wenn Kälte und Schnee die Menschen ins Haus trieben, fanden die Kostbarkeiten den Weg in heiße Pfannen und dampfende Töpfe und erfreuten den Magen und die Seele mit ihrem Wohlgeschmack und dem köstlichen Duft.
Ich erinnere mich noch gut an alte Zeiten, als ich als kleines Kind auf dem Hof meiner Großeltern die Natur erlebte. Wie ich mit meinem Vater, von dem ich mein erstes Naturwissen lernte, von dem ich die Sprache der Vögel lernte und der mir Kräuter und Bäume zeigte, Wurzeln graben ging. Da war es der Beinwell, den meine Großmutter Maria dann zu weichen Salben verarbeitete. Auch Pastinaken und Haferwurz wurden gegraben, eingelagert und warteten auf die Verarbeitung zu köstlichen Gerichten.
Nun ist die Zeit reif, das Wissen meiner Vorfahren, mein eigenes Wissen, welches ich mir in vielen Jahren als Kräuterfrau und als Leiterin einer Kräuterschule am Harzrand erwarb, aufzuschreiben und weiterzugeben.
Viele der Wurzeln, die ich Ihnen hier vorstellen möchte, sind Heilwurzeln, andere wiederum sind köstliche Begleiter in der gesunden Küche. Manche von ihnen erfüllen gleich beide Zwecke. So können unsere Nahrungsmittel gleichzeitig unsere Heilmittel sein und umgekehrt, so wie es schon der griechische Arzt Hippokrates (460–370 v. Chr.) erklärte.
Ich möchte Ihnen Lust machen, die unterirdischen Kostbarkeiten zu bergen und zu verarbeiten. Kommen Sie mit mir auf die Reise zu den Wurzeln, auch zu Ihren eigenen Wurzeln, gerade in der dunklen Jahreszeit, der Wurzelgräberzeit.
Schnappen Sie Ihre Gummistiefel, schärfen Sie die Spaten und lassen Sie uns losgehen. Herzlich willkommen im Reich der unterirdischen Schätze!

Ihre

Simone Detto

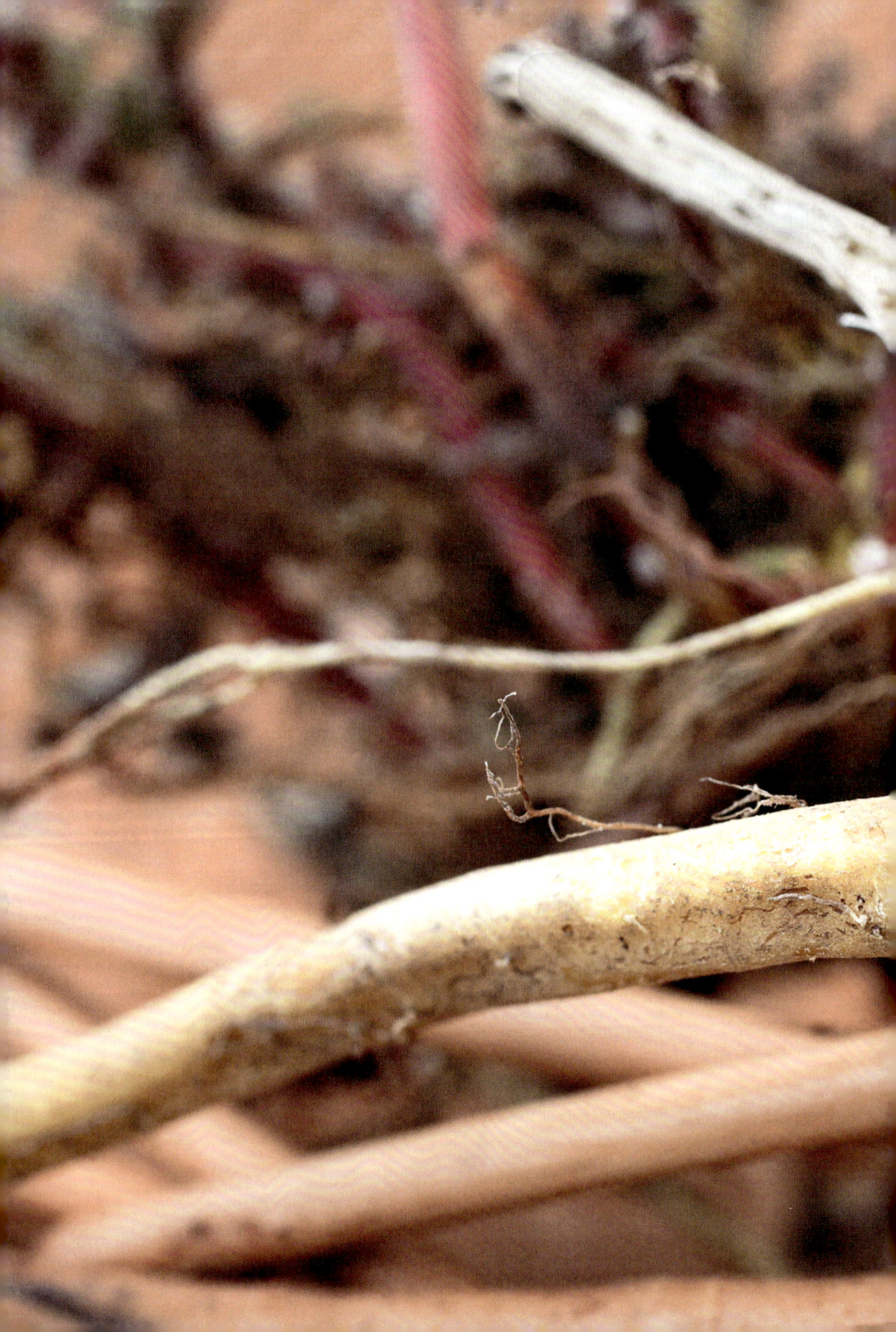

Wurzelwerk

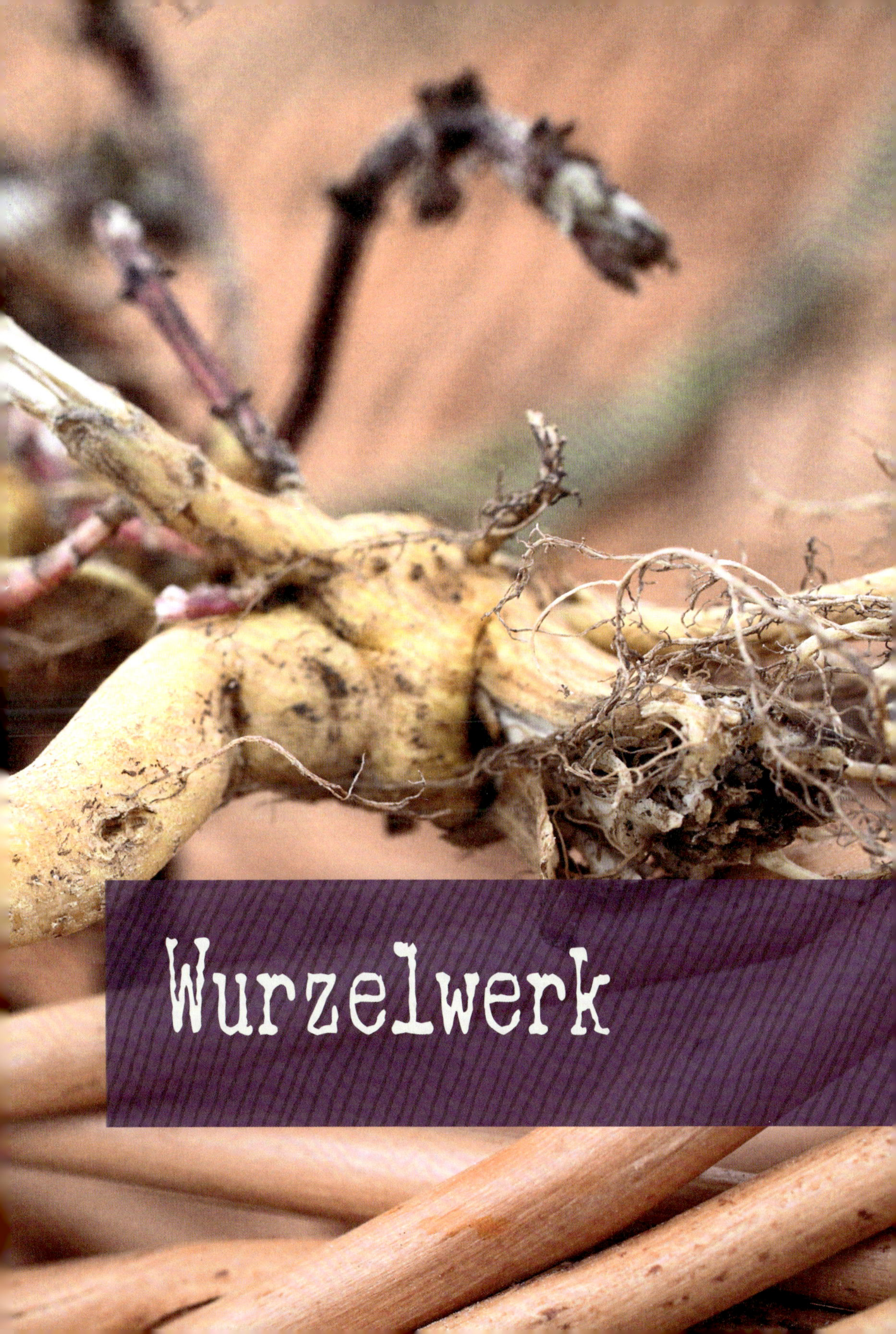

Wurzelernte

Wurzeln werden anders geerntet als oberirdische Pflanzenteile. Sie enthalten nicht das ganze Jahr hindurch die gleichen Mengen an Inhaltsstoffen – wenn Sie hier auf die richtige Zeit warten, speichern die Wurzeln alles Gute für Sie.

ERNTEZEITPUNKT

Für die heilenden Wurzeln, für die Wurzeln aus denen Sie einfache, aber gute Hausmittel für die Hausapotheke herstellen können, gibt es wichtige Erntezeitpunkte. Wurzeln erntet man in der dunklen Jahreszeit, in einer Zeit, in der sich die Pflanze in die Erde zurückgezogen hat. Die Inhaltsstoffe der Heilpflanzen wandern in ihre Wurzel, als Nährstoffspeicher, um für die nächste Saison wieder zur Verfügung zu stehen. Diese Zeit beginnt im Spätsommer bzw. Herbst und endet etwa um die Osterzeit. Im Frühling dann, wenn alles sprießt und grünt, werden die Wurzeln als Nährstoffbehälter wieder angezapft und die Inhaltsstoffe lassen die Pflanze wieder grünen und erblühen.

Meine Tradition

Meine Oma sagte immer, dass die Wurzeln bis zu Allerheiligen aus der Erde sein müssen. Heute verstehe ich das besser als damals. Zu diesem Datum feierten die Kelten eines ihrer vier großen irisch-keltischen Feste, Samhain. An Samhain, heute besser bekannt als Halloween, begann für unsere Vorfahren die dunkle Zeit, eine Zauberzeit, die die Geister erwachen lässt. Ihrer alten Vorstellung und ihrem Glauben nach waren von nun an bis zur Frühlings-Tagundnachtgleiche die Tore in die Anderswelt weit geöffnet, und da überlässt man die Erde sich selbst. Dann gehören die Pflanzen ganz ihr – Mutter Erde. Ich mag diesen alten Gedanken sehr gern und bemühe mich, meine Wurzeln bis zu diesem Zeitpunkt aus der Erde zu graben. Auch zu Ehren meiner Vorfahren und Ahnen, denen ich sehr dankbar bin.

Damals

In der Gegend, in der ich zu Hause bin, entdeckte man vor einigen Jahren einen großen kulturhistorischen Schatz, die Himmelsscheibe von Nebra. Das Alter dieser Scheibe schätzt man auf etwa 3600 Jahre. Die wunderschöne blaue Scheibe mit ihren goldenen Applikationen ist, so zeigten neuere Untersuchungen, eine Art Kalender, der für unsere

Vorfahren von großer Bedeutung war. Auf der Himmelsscheibe von Nebra ist ein kleiner goldener Sternenhaufen zu sehen, die Plejaden. Diese Plejaden, auch die sieben Schwestern genannt, befinden sich im Sternbild Stier und zeigten den Menschen früher die Zeit an, wann das Erntejahr beendet war und wann es wieder begann. Beobachtet man heute im Spätsommer das Himmelszelt, so fällt einem dieser Sternehaufen im Norden ins Auge. Zu sehen sind die Plejaden bis zur Osterzeit. Für die Menschen der damaligen Zeit scheint die Himmelsscheibe eine Art „Anbaukalender" gewesen zu sein, der die Herbst-Tagundnachtgleiche und die Frühjahrs-Tagundnachtgleiche anzeigt. Genau die Phase, die die Wurzelgräber von damals als ihre Saison bezeichnet haben dürften.

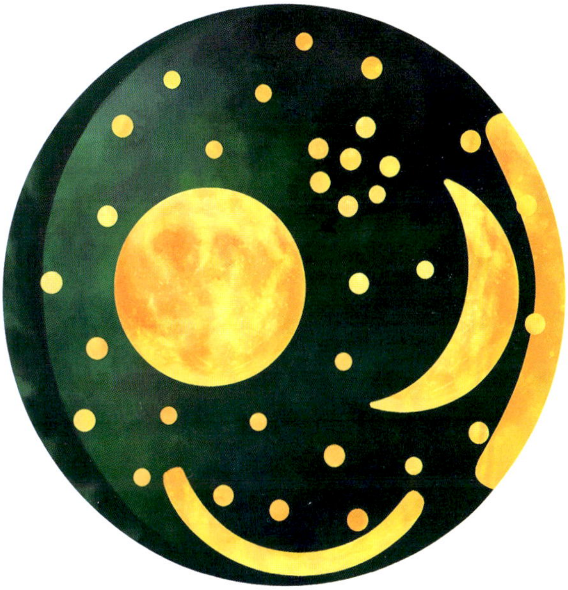

▲ Die berühmte Himmelsscheibe von Nebra, hier eine Illustration, zeigt die Plejaden.

Heute

In der heutigen Zeit würden sich die Wurzelgräber ganz sicher an bestimmte Kalenderdaten halten, obwohl wir diese eigentlich nicht benötigen. Heilende Wurzeln können ab der Zeit gegraben werden, in der sich das Grün zurückzieht und unansehnlich wird. Oberirdisch kann man noch die Blätter erahnen, doch sehen sie nicht mehr schön aus. Dieser Zeitpunkt ist auch für Wurzel-Neulinge zum Graben ideal, da die Pflanze noch an ihren Restblättern botanisch zu erkennen ist, aber ihr Nährstoffbehälter mit guten Inhaltsstoffen schon randvoll gefüllt ist. Später im Herbst bzw. in den Wintermonaten, wenn alles brach liegt, ist es oftmals sehr schwer, die guten, heilenden Wurzeln von stark giftigen zu unterscheiden.
Wenn man bedenkt, dass 30 % der Pflanzen in unserer Natur giftig sind, ist die Gefahr eines Irrtums mit unangenehmen Folgen doch recht groß. Ich rate Ihnen, die Wurzeln im späten Herbst mit dem noch welken Grün zu ernten, um Verwechslungen zu vermeiden. Treten dann schon Fröste auf, erschwert das zwar die Wurzelernte, macht sie aber nicht unmöglich.
Für mich als Kräuterfrau, die sich für die Wurzelernte interessiert, sind die Plejaden zu einer Art Schutzgestirn geworden. Gut zu wissen, dass die Wurzelzeit wieder beginnt!

VERANTWORTUNGSVOLL ERNTEN

Wenn Sie Wurzeln ernten, die Sie in Ihrem eigenen Garten angebaut haben, haben Sie immer einen Blick und ein Gefühl für den Fortbestand in Ihrem kleinen Reich. Sie können dort gut einschätzen, was wachsen soll und darf. In der Natur ist das etwas anders. Dort wachsen Pflanzen, denen wir größten Respekt und besondere Achtsamkeit schulden, um den Fortbestand zu sichern. Ganz besonders wichtig ist das bei der Wurzelernte. Ich möchte mit diesem Buch dazu beitragen, die Natur zu schützen und sie zu hüten. Dass das beim Thema Wurzelernte nicht ganz einfach ist, ist mir bewusst. Wissen wir doch, dass mit dem Ernten der Wurzeln die Pflanzen absterben. Darum ist es mir besonders wichtig, Ihren Respekt gegenüber der Natur zu wecken.
Schauen Sie sich an dem Platz um, an dem Sie geeignete Pflanzen gefunden haben. Gibt es dort genügend Pflanzen einer Art? Bitte entfernen Sie nicht alle Pflanzen an diesem Ort – damit die Artenvielfalt hier erhalten bleibt und damit Sie auch im nächsten Jahr wieder ernten können. Es gibt übrigens auch Pflanzen, die uns dies sehr einfach machen, wie den Beinwell: Da geben Sie einfach einige Wurzelabschnitte wieder in die Erde zurück, und im kommenden Jahr finden Sie dort eine neue, junge Pflanze. Ähnlich ist es beim Löwenzahn. Es gibt ihn so häufig, dass die Ernte auf unseren Wiesen gar kein Problem ist.

▸ Traditionell können Sie Wurzeln mit einem kleinen Geweih ausgraben.

WIE GRÄBT MAN WURZELN?

Ist eine schöne Pflanze gefunden, deren Wurzeln ich graben möchte, stelle ich mir schon gedanklich vor, was aus dieser Wurzel Gutes entstehen kann. Ich versuche einzuschätzen, wie groß die Wurzel sein

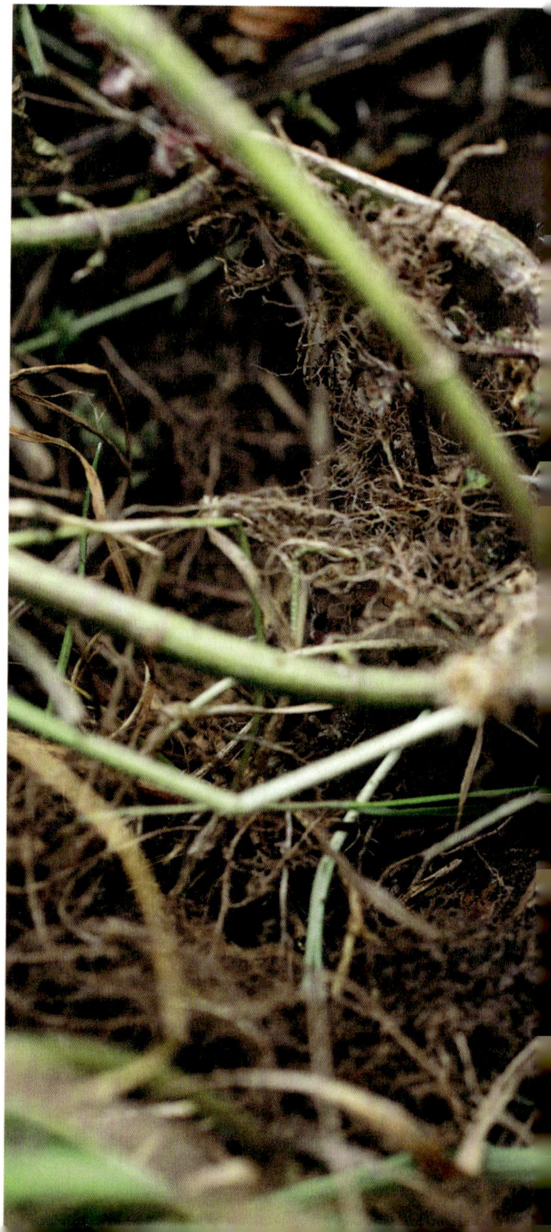

wird, um sie gut und ohne Schäden aus der Erde zu bergen. Mit einem Geweih, einem Spaten oder einem kleinen Grabewerkzeug lockern Sie die Erde auf und beginnen, die Wurzel freizulegen. Traditionell und schonend für Wurzel, Erde und deren Bewohner ist ein kleines Geweih, beispielsweise von einem Rehbock. Je nach Größe der Wurzel dauert es eine Weile, bis sie sich zeigt. Nun wird sie aus der Erde gehebelt und von der anhaftenden Erde befreit. In einem Korb oder einem Leinenbeutel transportiere ich sie dann nach Hause.

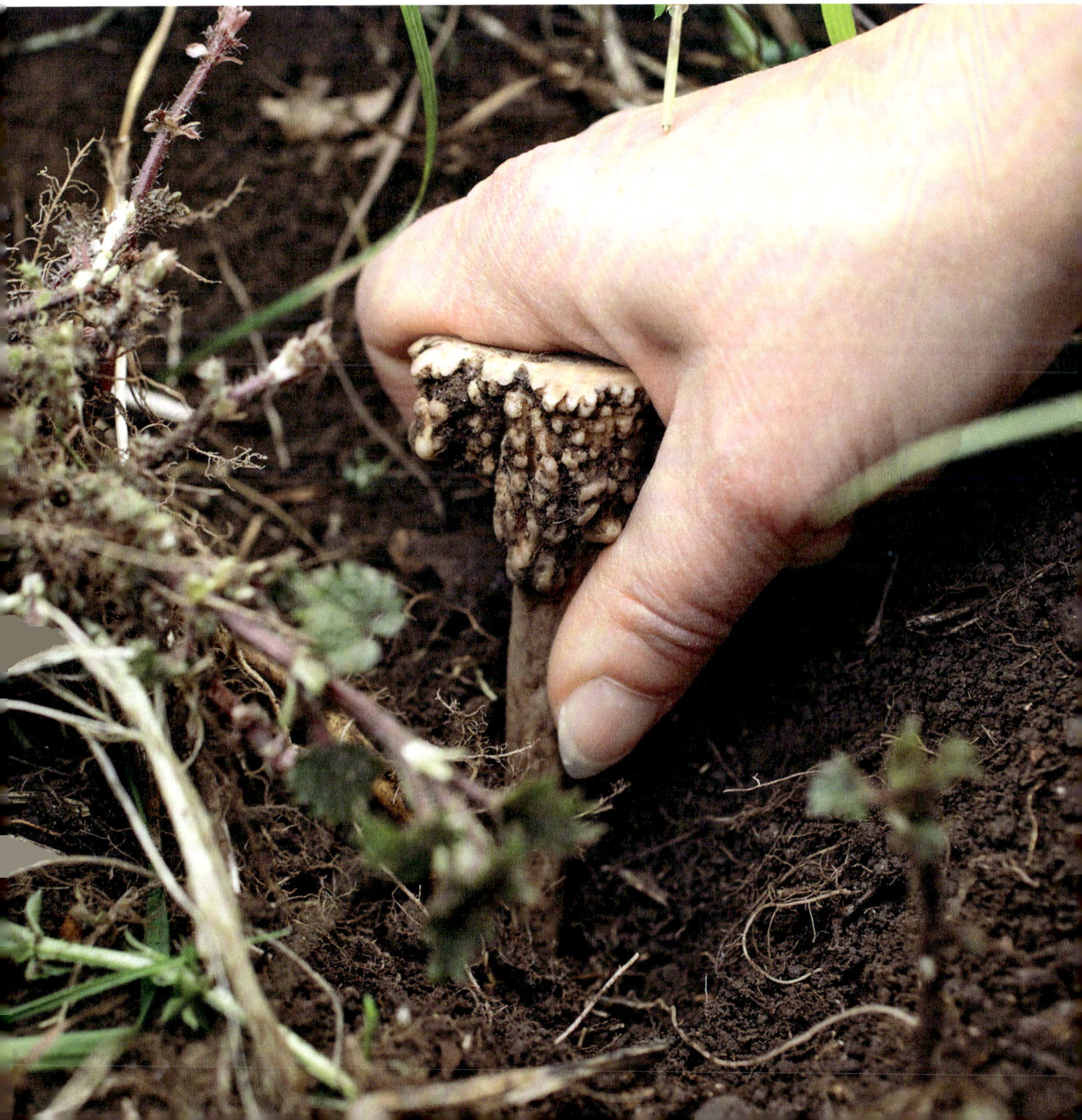

Nach der Ernte

Vor der Verwendung müssen die Wurzeln gesäubert werden. Möchte man sie noch einige Zeit lagern, müssen sie zudem zerkleinert, getrocknet und verpackt werden, damit die wertvollen Inhaltsstoffe erhalten bleiben.

WASCHEN UND SÄUBERN

Zuhause angekommen werden die Wurzeln für die Weiterverarbeitung von der Erde befreit. Ich wasche meine gegrabenen Wurzeln unter fließendem lauwarmem Wasser gründlich ab. Danach benutze ich eine Gemüsebürste und reinige sie sehr gründlich. Für feine, dünne Wurzeln oder tiefe Rillen eignet sich eine Zahnbürste gut.

Die frischen Wurzeln halten sich etwa sieben Tage im Kühlschrank. Sie finden im Folgenden und in den Pflanzenporträts einige Rezepte mit frischen Wurzeln.

TROCKNEN

Für viele Anwendungen und Rezepte eignen sich getrocknete Wurzeln. Das Trocknen ist ganz einfach: Nach dem Waschen und Säubern der Wurzel schneiden Sie diese in kleine Stücke bzw. längs in dünne Scheiben. Die Wurzelstücke trocknen Sie auf einem alten Leinentuch oder einem anderen sauberen Stoffstück. Die Wurzelstreifen können mit Hilfe von Nadel und Faden aufgefädelt und aufgehängt werden.

Das Kräutergrün, die Blätter und Blüten, werden niemals in der Sonne getrocknet, sie würden viel zu viele Inhaltsstoffe verlieren. Sie sollten an einem warmen Ort im Haus oder auf einem Dachboden getrocknet werden. Die gesäuberten Wurzelteile dürfen dagegen kurz in der Herbstsonne liegen, um zu trocknen. Abends holen sie die Teile ins Haus, sonst wird die Feuchtigkeit der Nacht ihre Wurzelstücke immer wieder anfeuchten. So könnten sie schimmeln und wären dann nicht mehr verwendbar.

Achten Sie generell darauf, dass die Trocknung zügig vorangeht, damit sich kein Schimmel bilden kann. Nutzen sie die Wärme der Wohnräume. An den dunklen Herbstabenden gibt es ganz sicher im Haus eine Wärmequelle, wie einen Ofen oder einen nicht zu warmen Heizkörper, an dem die Wurzelstücke oder Streifen gut trocknen können. Bitte benutzen Sie keinen Backofen zum Trocknen. Die

Temperatur ist oft zu hoch und so würden wertvolle Inhaltsstoffe vernichtet werden.

VERPACKEN UND EINLAGERN

Sind die Wurzelstücke oder -scheiben völlig getrocknet, verpacken Sie alles gut für die Lagerung. Wie bei fast allen Vorräten aus der Pflanzenwelt ist es wichtig, die Wurzeln trocken und lichtgeschützt aufzubewahren. Dazu eignen sich dunkle Gläser, Kartons oder Leinenbeutel. Am besten beschriften Sie alle Verpackungseinheiten sofort, denn später ist es nicht einfach, die getrockneten Wurzelstücke zu unterscheiden. Vermerken Sie den Namen der Pflanze und den Erntezeitpunkt.
Bei manchen Wurzeln hat es sich bewährt, sie zu pulverisieren, da sie durch den Trocknungsprozess sehr hart werden. So pulverisiere ich beispielsweise die Wurzeln der Nelkenwurz oder der Blutwurz, um sie besser dosieren zu können. Getrocknete Wurzelstücke lassen sich gut in einem handelsüblichen Mixer pulverisieren. Auch das Mörsern ist natürlich möglich, aber aufwendiger.
Grundsätzlich können getrocknete Wurzeln gut 1 bis 2 Jahre gelagert werden, wenn sie vor Licht und Feuchtigkeit geschützt werden.

▼ Zum Trocknen werden die Wurzeln – hier von der Großen Klette – in Scheiben geschnitten.

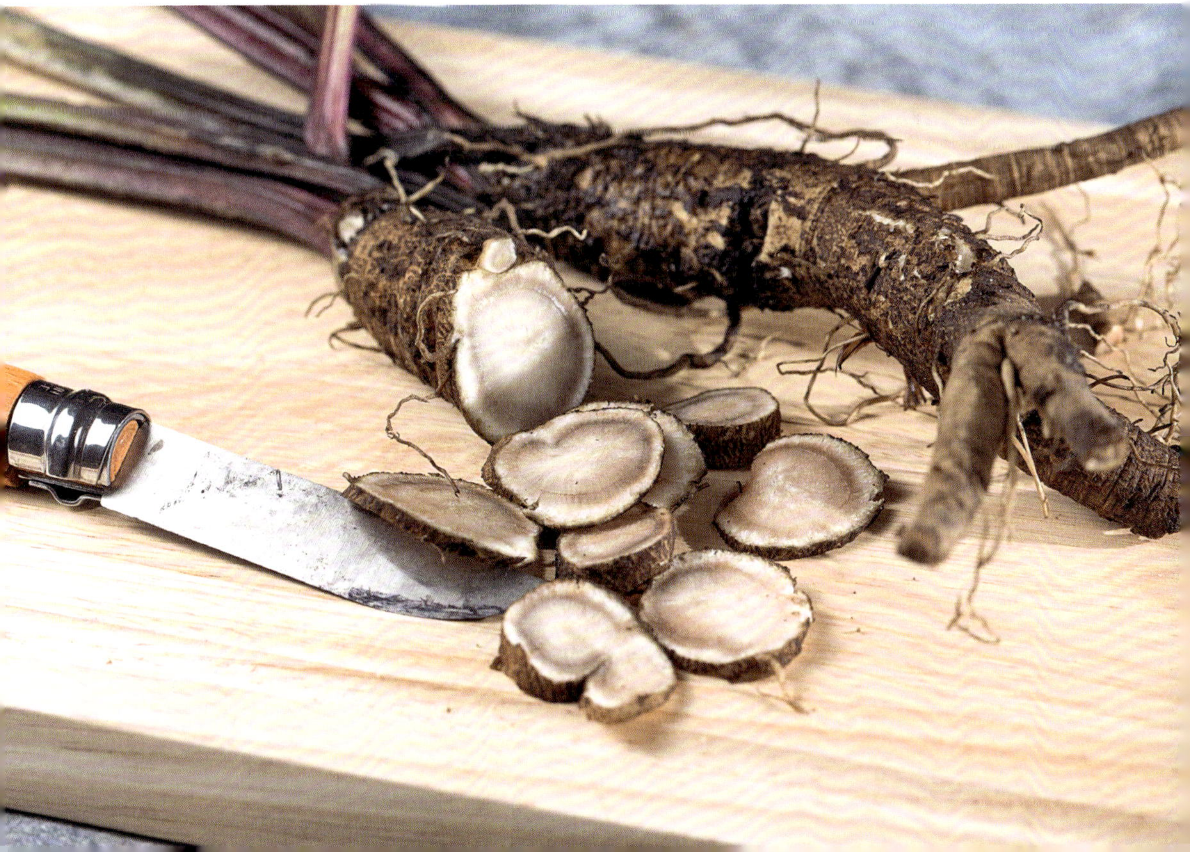

Heilen mit Wurzeln

Sind die guten Wurzelschätze geerntet, gesäubert und gegebenenfalls getrocknet, können Sie mit der weiteren Verarbeitung beginnen. In den Rezepten habe ich jeweils angegeben, ob man frische oder getrocknete Wurzeln verwendet.

TEE

Wurzelteemischungen sind gute Helfer bei den verschiedensten Erkrankungen. Die Schätze, die Sie im Herbst gegraben und getrocknet haben, kommen nun beispielsweise bei Schlafstörungen oder Verdauungsbeschwerden zum Einsatz.
Um aus den harten **getrockneten** Wurzelstücken alle wertvollen Inhaltsstoffe herauszuholen, reicht es nicht aus, sie nur mit heißem Wasser zu übergießen, wie bei Kräutern. Übergießen Sie die getrockneten Wurzelstücke zunächst in einem Topf mit kaltem Wasser. Kochen Sie dann die Mischung kurz auf und lassen Sie sie für eine weitere Zeit (siehe unten) sanft köcheln.

Grundrezept

Etwa 1 TL der getrockneten Wurzelstücke werden mit 1 Tasse kaltem Wasser in einem Topf erhitzt. Sobald das Wasser kocht, die Temperatur zurückdrehen und für weitere 3 bis 5 Minuten leicht köcheln lassen (in Ausnahmefällen auch länger, siehe dazu die Rezepte bei den Pflanzen). Abseihen und den Wurzeltee genießen.

TINKTUREN

Sie können die **frischen** Wurzelstücke in Alkohol einlegen, um eine Tinktur bzw. eine Essenz herzustellen. Sie ist 2 bis 3 Jahre haltbar, wenn sie in dunklen Fläschchen abgefüllt ist bzw. dunkel steht. Diese alkoholischen Lösungen dienen als Kräutertropfen oder werden in Salben eingearbeitet. Dazu werden die frischen Wurzelteile fein geschnitten. Je sorgfältiger Sie jetzt arbeiten, je kleiner die Wurzelstücke sind, umso größer ist die Ausbeute an Inhaltsstoffen. Sollten Sie einen Mörser haben, können Sie die frischen Wurzelstücke auch mörsern. Danach gibt man die klein geschnittenen Wurzelteile bzw. den Wurzelbrei in ein kleines Glas. Das Glas sollte bis zur Hälfte mit Pflanzenteilen gefüllt und mit etwa 50- bis 70%igem Alkohol, beispielsweise Obstbrand, Weingeist oder klarem

Schnaps, übergossen werden. Wollen Sie für die ersten Versuche eine mildere Tinktur herstellen, dürfte auch ein 40%iger Alkohol (etwa Korn oder Wodka) ausreichen. Dann ist der Ertrag von im Alkohol gelösten Inhaltsstoffen nicht so hoch beziehungsweise werden die unterschiedlichen Inhaltsstoffe nicht komplett gelöst.

Grundrezept

Nach dem Waschen und Säubern der frischen Wurzeln diese klein schneiden bzw. zu einem Brei mörsern. Danach geben Sie die Pflanzenteile in ein helles Weithalsglas, sodass es etwa halbvoll ist, und füllen mit dem Alkohol (siehe oben) auf. Das Glas verschließen und an einem warmen, nicht zu sonnigen Platz, eine warme Fensterbank oder ein ähnlicher Platz, stehen lassen. Schütteln Sie nun täglich und filtern sie das Ganze nach einem Mondzyklus, also nach etwa 28 Tagen, ab. Dazu benutzen sie ganz einfach ein feines Teesieb oder einen Kaffeefilter. Nun können Sie die Wurzeltinktur in dunkle Tropffläschchen abfüllen und beschriften.
Zur Einnahme werden die hochprozentigen Auszüge aus den frischen Wurzeln einfach mit Trinkwasser verdünnt.
Als Faustregel bei Beschwerden gilt:
3 × täglich 10 Tropfen in einem Glas Wasser einnehmen.

▼ Tee aus Wurzeln wird kalt angesetzt und kurz geköchelt.

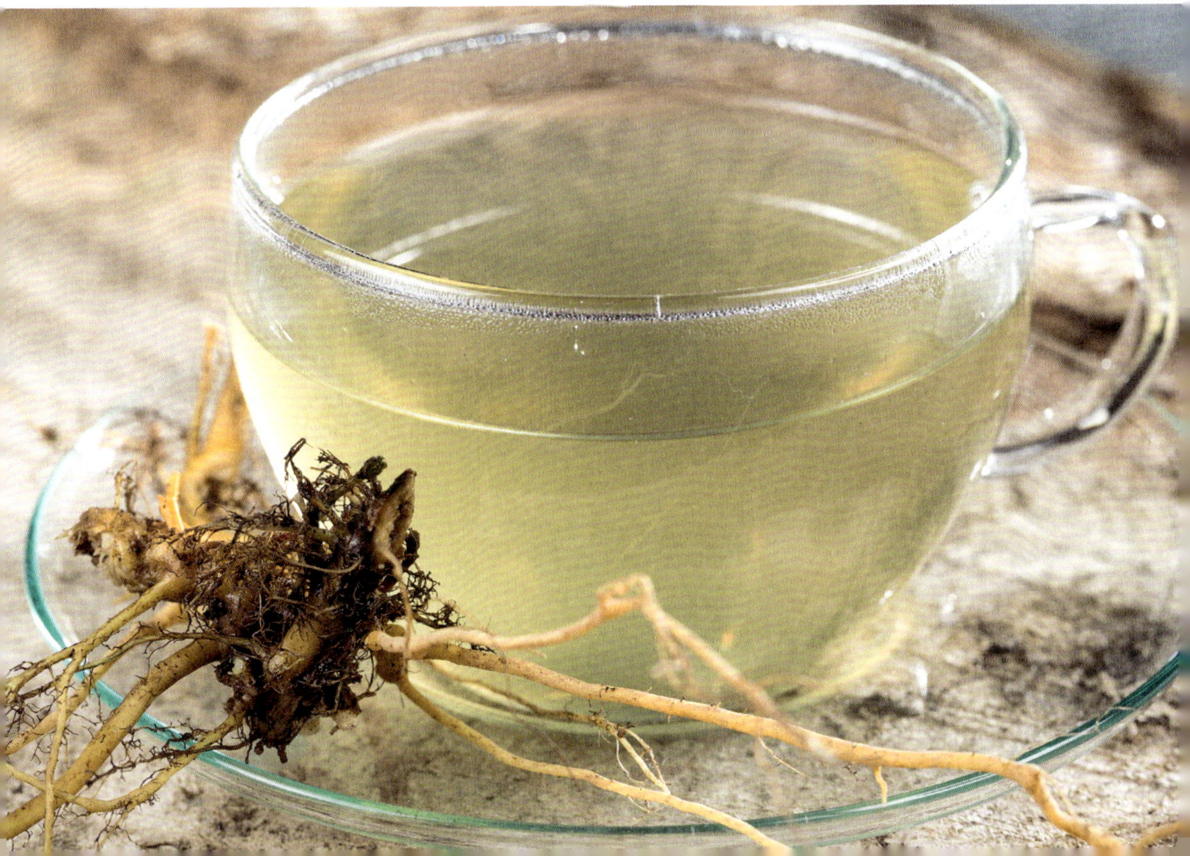

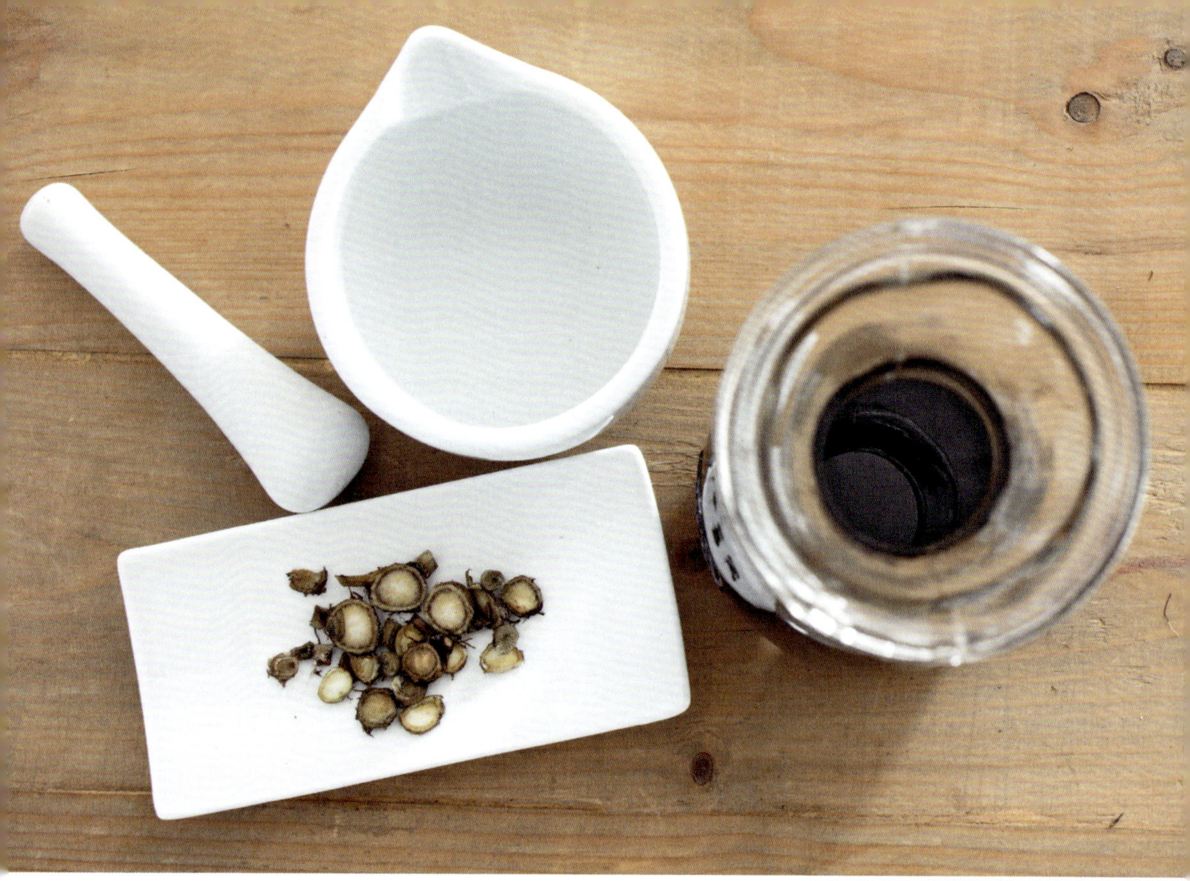

▲ Für den Meisterwurzwein werden die Wurzelstücke frisch und leicht angemörsert verwendet.

Diese Tinkturen dürfen nicht von Alkohol- oder Leberkranken angewendet werden. Kleinkindern unter 2 Jahren sollten niemals alkoholische Auszüge verabreicht werden.

Und noch ein Wort: In alten Zeiten wurden alkoholische Auszüge sehr gern und oft angewendet, weil sie gut und lange haltbar waren. Heute, wenn ich bei meinen Wanderungen oder bei Kursen über diese hervorragende Art der Haltbarmachung für die Hausapotheke berichte, geht oft ein Schmunzeln über die Gesichter der Anwesenden, was so viel heißt wie: „Ja, ja, jetzt kommt wieder der Alkohol ins Spiel.“ Auch heute ist der Alkohol ein unschlagbares und bei richtiger Anwendung vorzügliches Mittel bezüglich der Haltbarkeit und Löslichkeit. Bei einer richtigen Anwendung von z.B. 3 × 10 Tropfen am Tag für Erwachsene ist mit Schäden nicht zu rechnen. Zumal man diese Anwendungen immer nur kurweise empfiehlt. Im menschlichen Körper entsteht beim Stoffwechsel selbst Alkohol.

WEINE

In früheren Zeiten gab es in Apotheken viele verschiedene Arten von Heilweinen zu kaufen. Man ging mit einem Krug dorthin und kaufte sich einen Magenwein oder einen Schlafwein oder Ähnliches. Von Hildegard von Bingen kennen wir allerlei Rezepte von Heilweinen. Heilweine wurden mit hochprozentigerem Wein angesetzt, als wir ihn heute trinken. Diese

höheren Prozentzahlen finden wir heute noch im Portwein oder im Malaga.
Da unsere handelsüblichen Weine – je nach Geschmack können Sie für die Heilweine Rot- oder Weißwein verwenden – heute weniger Alkohol enthalten, kann man die Haltbarkeit des späteren Heilweins erhöhen, indem man einen kleinen Anteil an höherprozentigem Alkohol zufügt. Die Wurzeln hierfür können **frisch oder getrocknet** verwendet werden.

Grundrezept

Es gibt zwei Möglichkeiten für ein Grundrezept: In eine leere Flasche geben Sie einen Daumen breit 38%igen Alkohol (Schnaps, Korn oder Wodka), dahinein kommen die gesäuberten Wurzelstücke (die Flasche zu gut 1/3 füllen) und mit normalem, etwa 12%igem Wein auffüllen. Dadurch erhält man einen Alkoholgehalt von etwa 17–20 % (weitere Verarbeitung siehe unten).
Oder Sie füllen eine helle Flasche oder ein Weithalsglas zu einem Drittel mit frischen oder getrockneten Wurzelstücken. Alles mit gutem hochprozentigem Wein (z.B. Portwein) auffüllen. Sollten Sie keinen Portwein oder Ähnliches zur Hand haben, nehmen Sie ganz normalen Wein und „spritten“ Sie diesen mit etwas Alkohol auf, um die nötigen Prozentzahlen zu erreichen (17–20 %).
Nach etwa 1 bis 2 Wochen auf einer warmen Fensterbank und täglichem Schütteln filtern Sie den Wurzelwein durch einen Kaffeefilter ab. Nun können Sie ihn in kleinen Mengen (likörglasweise) genießen. Wurzelweine sind etwa 3 Monate haltbar.

▸ Hier wird ein Mazerat aus Braunwurz und Olivenöl hergestellt (folgende Seite).

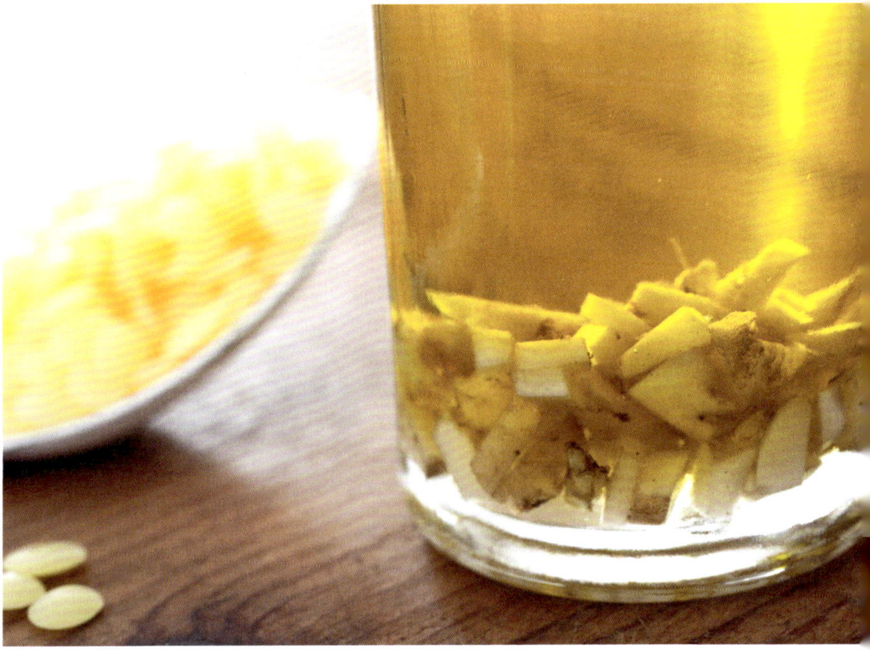

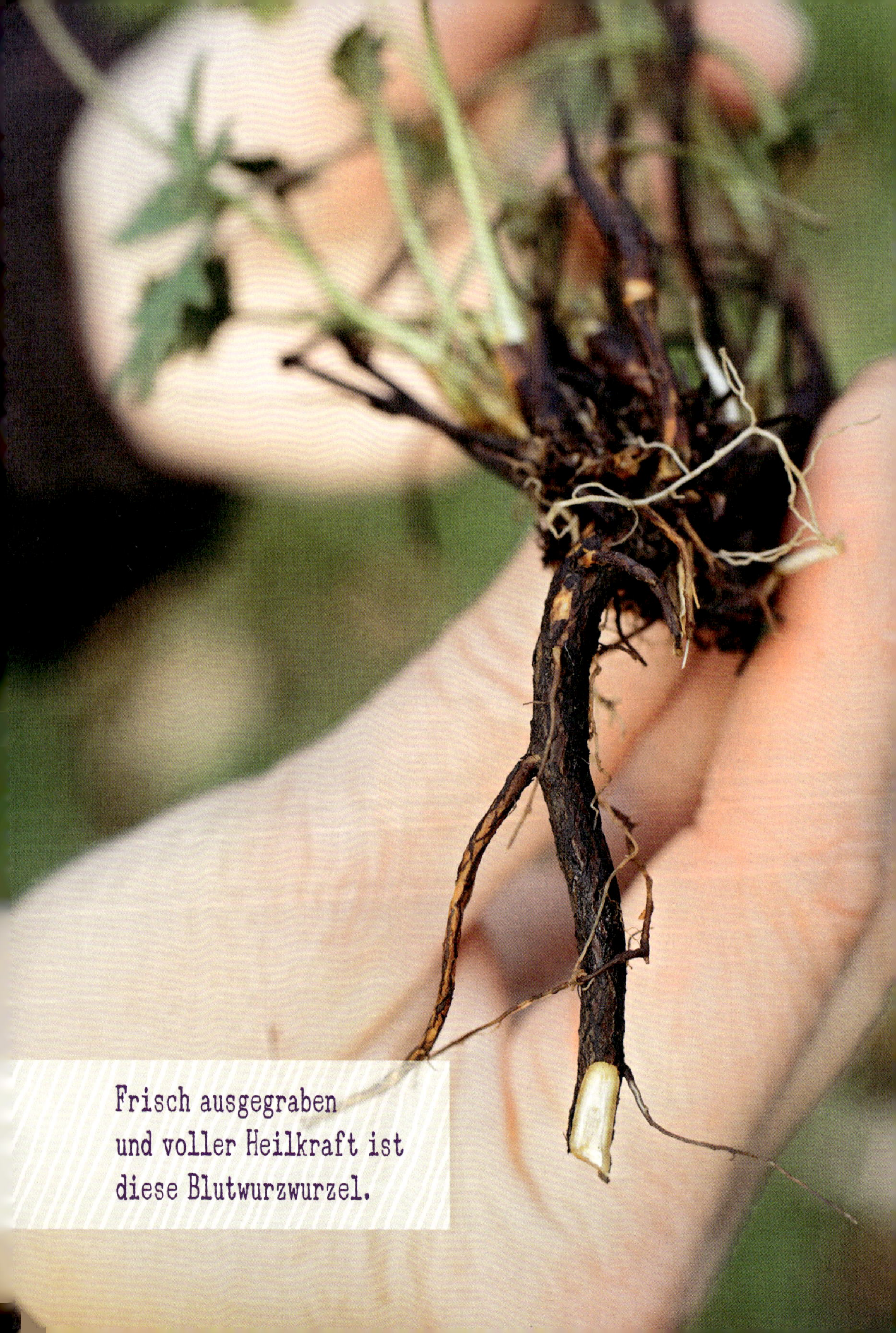

Frisch ausgegraben und voller Heilkraft ist diese Blutwurzwurzel.

AUSZUGSÖLE

Wurzeltinkturen (siehe Seite 16) sind alkoholische Auszüge aus Wurzeln. Aus ihnen können heilende Einreibungen für bestimmte Körperareale hergestellt werden. Zu bedenken ist allerdings, dass der Alkohol die Haut austrocknet, sodass ein Nachfetten besonders wichtig ist. Um das zu vermeiden, gibt es die Möglichkeit, pflegende Körperöle aus Wurzeln zu bereiten: sogenannte Mazerate. Hierfür werden die **frischen**, klein geschnittenen Wurzelteile zusammen mit Öl in ein Glas gegeben und für eine gewisse Zeit an einen warmen Ort gestellt. Als Grundlage können Sie fette Öle verwenden, die Sie auch in ihrer Küche benutzen, wie z.B. Olivenöl, Sonnenblumenöl oder Distelöl. Aber auch wertvollere Öle wie Jojobaöl, Mandelöl oder Avocadoöl dürfen es sein. Achten Sie bitte darauf, dass diese Ölmazerate den Eigengeruch des verwendeten fetten Oles tragen. Eine Mischung aus Ingwer mit Olivenöl wird also stark nach Olivenöl duften!

Grundrezept

Für ein Auszugsöl geben Sie kleine frische und gesäuberte Wurzelteile in ein helles Weithalsglas (etwa halbvoll). Füllen Sie nun mit einem guten Öl (z.B. Olivenöl) auf, bis die Wurzelstücke reichlich bedeckt sind. Dieses Glas stellen Sie auf eine helle, warme Fensterbank und schütteln es täglich. Nach etwa 3 bis 4 Wochen filtern Sie die Mischung ab und stellen sie an einen dunklen Platz.
Ölmischungen sind etwa 1 Jahr haltbar. Danach wird das Öl ranzig, das riecht man dann.

SALBEN

Eine weitere Möglichkeit ist es, aus den Wurzeln heilende Salben oder Cremes herzustellen. Der Unterschied zwischen Salbe und Creme ist, dass bei einer Salbe nur Fett (Öl + Wurzel) mit Wachs gebunden wird. Bei einer Creme kommt zur Fettphase noch eine Wasserphase hinzu. Bei einigen Rezepturen benötigt man **getrocknete** Wurzelstücke, andere wiederum verlangen nach **frischen** Pflanzenteilen. Um die Wurzel in die Salbe zu bekommen, wird sie entweder in Öl, in Alkohol oder in Wasser gelöst. Nähere Infos dazu finden Sie jeweils unter der Beschreibung der Pflanze.

Grundrezept

Meine Lehrerin, Susanne Fischer-Rizzi, pflegte immer zu sagen: „Salbe kochen ist ein heiliges Geschäft". Bitte denken Sie daran!
Um eine gute Heilsalbe herzustellen, die beispielsweise bei schmerzhaften Gelenken oder bei verspanntem Rücken gute Dienste leisten soll, gibt es eine einfache Methode. Geben Sie die frisch geernteten Wurzelstücke in einen Topf mit gutem fettem Öl (Oliven-, Sonnenblumenöl oder auch Schweineschmalz aus biologischer, artgerechter Haltung – dann brauchen Sie das später erwähnte Bienenwachs nicht mehr). Dieses Töpfchen stellen Sie auf einen Kocher, auf den warmen Kachelofen oder auf die Herdplatte, aber achten Sie darauf, dass die Wurzeln nicht rösten. Jetzt erhitzen Sie das Öl-Wurzel-Gemisch ganz langsam und sanft. Die Temperatur sollte etwa 60 °C nicht übersteigen. Dazu benötigen Sie kein Thermometer, Sie

können es hören. Seien Sie ganz still und aufmerksam beim Erwärmen des Gemisches. Irgendwann hören Sie ein Knistern, ein „Singen" im Topf. Nehmen Sie jetzt den Topf vom Feuer, damit die Mischung aus Wurzelstücken und Öl, das Mazerat, nicht zu heiß wird. Sind die Wurzelstücke „frittiert", ist es leider für eine Salbe zu spät.

Ihre Wurzelstücke bleiben nun für mindestens 1 Stunde, gern auch länger, im warmen Öl und werden unter Rühren immer wieder sanft erwärmt. Nach dieser Zeit sind die Inhaltsstoffe in das Öl übergegangen. Nun filtern Sie die Mischung ab. Das geht ganz einfach mit einem feinen Sieb oder einem Tuch. Gießen Sie das gefilterte Öl wieder in ein Töpfchen und geben Sie die entsprechende Menge Bienenwachs dazu. Unter Rühren lösen Sie das Wachs auf. Bitte hören Sie genau hin, was die Temperatur sagt. Füllen Sie nun die noch heiße Öl-Wurzel-Mischung in kleine Salbendöschen, sogenannte Kruken, ab und kleben Sie ein Etikett darauf. Bitte schließen sie den Deckel erst, wenn die Salbe abgekühlt und fest ist. Wassertropfen, die sich am Deckel bilden, würden sonst in die Salbe fallen und sie verderben.

Zutaten für ca. 2 × 50 ml Salbenkruken:

- *100 ml Olivenöl oder 100 g Bio-Schweineschmalz*
- *2–3 EL Wurzelstücke*
- *15–20 g Bienenwachs, biologisch (bekommt man beim Imker oder in der Apotheke. Nicht nötig, falls Sie Schweineschmalz verwenden)*
- *evtl. 1–2 Tropfen ätherisches Öl (bitte nur sehr sparsam verwenden!)*

Solche einfachen Heilsalben sind etwa 1 Jahr haltbar. Im Kühlschrank und bei sachgemäßem Umgang manchmal auch länger.

Ich bereite meine Salben über mehrere Tage und Nächte zu. Ich sammle die Wurzeln, reinige sie, lege sie in Öl ein und stelle sie auf meinen Kaminofen. Immer wenn ich daran vorbeigehe, rühre ich das Mazerat um. So ziehen die Inhaltsstoffe ganz langsam und sanft in das Öl. An einem der nächsten Tage filtere ich die Salbengrundlage ab und binde das entstandene Wurzelöl mit Bienenwachs zu einer Salbe.

ÄTHERISCHE ÖLE

Ätherische Öle können Sie nicht selbst herstellen. Dazu bedarf es einer großen Destille, in der aus den Wurzeln oder anderen Pflanzenteile durch Wasserdampfdestillation ätherische Öle hergestellt werden. Darauf haben sich einige Firmen spezialisiert. Bei ihnen kann man sehr gute ätherische Wurzelöle, z.B. von Engelwurz, Meisterwurz oder Alant, kaufen. Der Umgang mit ätherischen Ölen ist nicht ganz einfach: Sie sind hoch wirksame, nicht fettende pflanzliche Öle aus verschiedenen Teilen einer Heilpflanze. Ihre Qualität sollte immer zu 100 % naturrein sein. Ätherische Öle müssen immer verdünnt werden, wie im jeweiligen Rezept beschrieben. Sie dürfen nie pur auf die Haut aufgetragen werden.

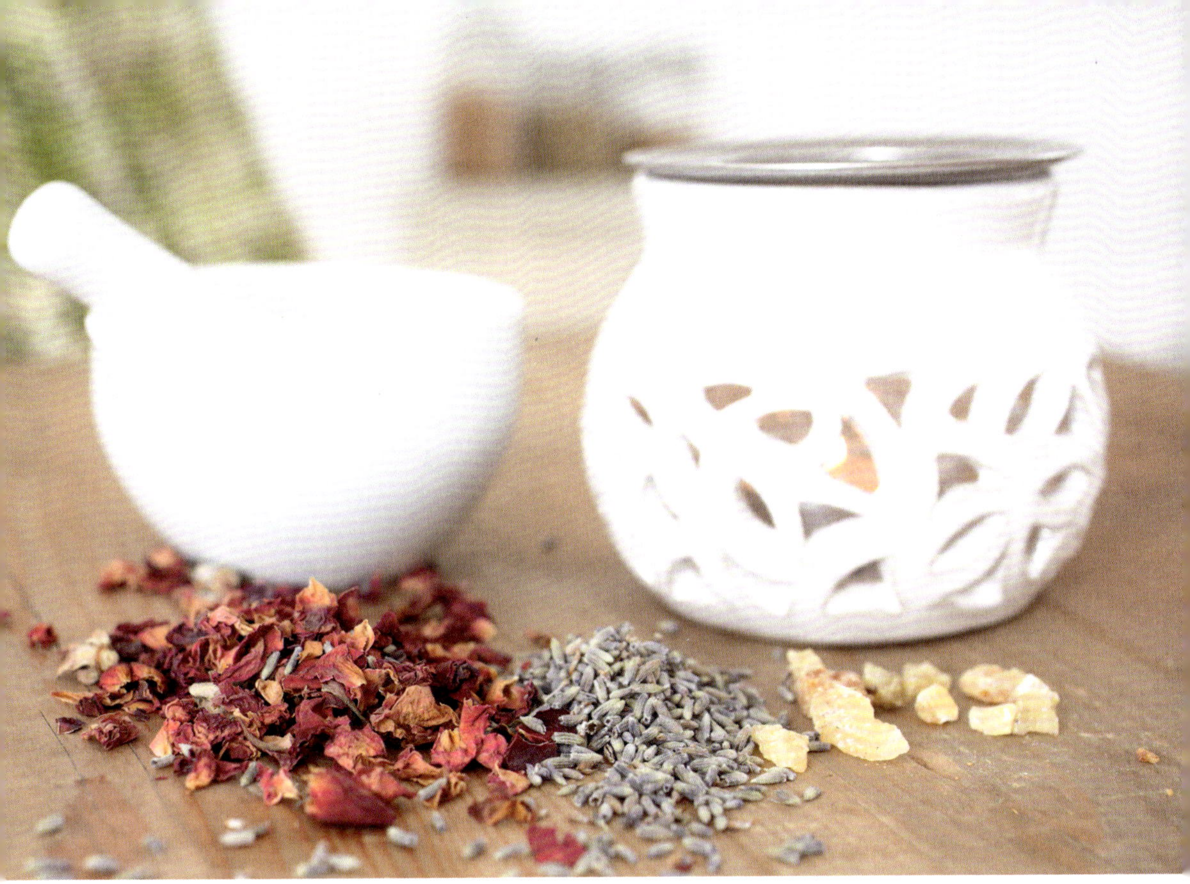

▲ Ganz einfach ist das Räuchern mit einem Räucherstövchen – hier mit Blüten und Harz.

RÄUCHERN

Das Räuchern ist eine fast vergessene Tradition, die ganz fest mit uns Menschen verbunden ist. Als sich unsere Vorfahren das Feuer zunutze machten, gaben sie Kräuter, Nadeln von Bäumen, Harze und Wurzeln ins Feuer und stellten fest, dass nicht nur der Rauch wie eine Botschaft in den Himmel, sondern auch der Duft in ihre Nasen und so in ihre Körper strömte und sie energetisch und körperlich darauf reagierten.

Räucherungen waren lange in Vergessenheit geraten, doch gerade in unserer schnellen, stressigen Zeit sind sie für viele wieder zu einem schönen Ritual geworden. Wir nutzen diesen Ursprung der Aromatherapie heute, um uns energetisch auszugleichen.

Für eine kleine Räucherzeremonie werden Pflanzenteile wie Blätter, Blüten oder Wurzeln oder eine Räuchermischung auf einem Stövchen mit einem Teelicht erwärmt. Nehmen Sie für eine Räucherung etwa ½ Teelöffel einer Mischung und zerkleinern Sie diese in einem Mörser. Davon geben Sie nun 1 bis 2 Prisen auf das Sieb des Räucherstövchens. Dadurch lösen sich die ätherischen Öle aus den Pflanzen, ein warmer, balsamischer, schwerer oder frischer Duft entströmt und erfüllt den Raum. Der Duft geht, nachdem wir ihn eingeatmet haben, direkt in unser Stammhirn, ins limbische System, und beeinflusst dort unsere Psyche und unsere Emotionen.

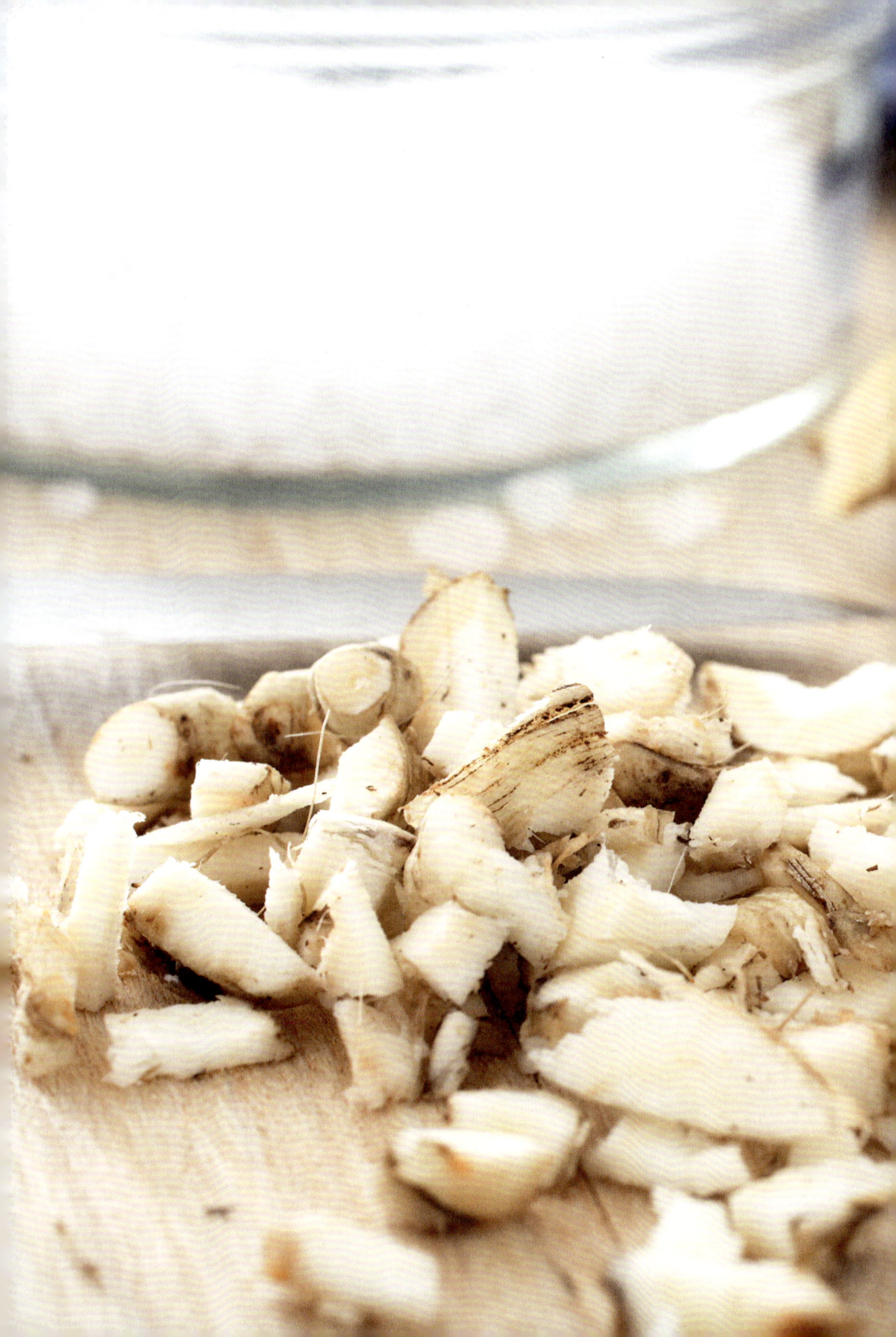

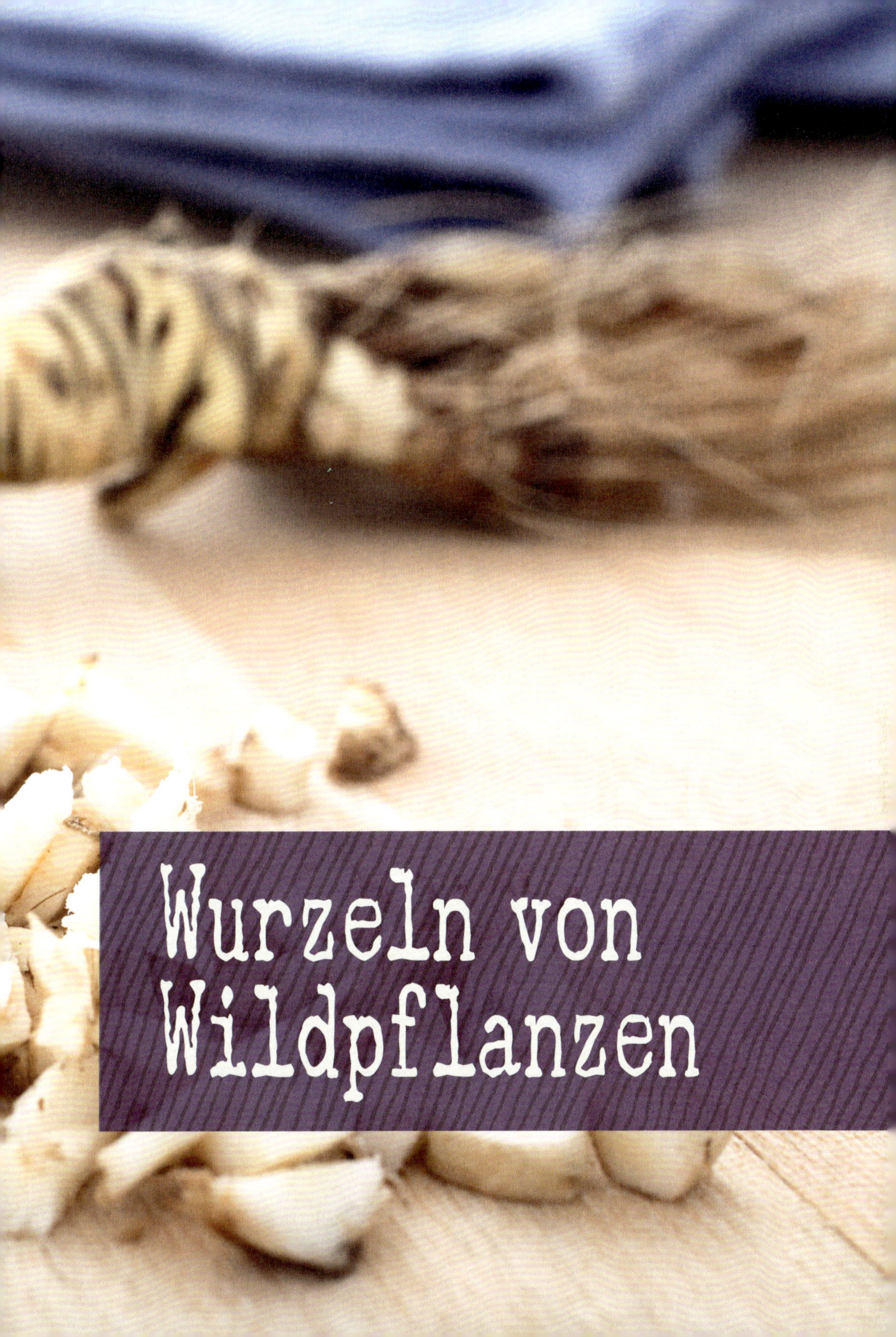

Wurzeln von Wildpflanzen

Alant

Inula helenium

Der prächtige Alant, der in meinem Kräutergarten wächst, bildet viele Samen. So kann es sein, dass Vögel ihn verbreiten und er einfach in irgendeinem Garten auftaucht. Die lieblich duftende Wurzel benötigt 2 bis 3 Jahre, bevor sie geerntet werden kann.

Der Sonnenschein in unseren Gärten

Im Hochsommer, wenn auf unseren Wiesen die Hummeln mit den Schmetterlingen und Bienen um die Wette fliegen und alles summt und brummt, dann blüht der wunderschöne Alant. Seine majestätische Gestalt und das Strahlen der vielen gelben Blüten machen ihn zu einer sehenswerten und attraktiven Pflanze, aber er ist auch eine große Heilpflanze. Groß im wahrsten Sinne des Wortes, denn er ist mit seinen großen Blättern und seiner stattlichen Gestalt ein wahrer König im Garten. Seine gelben Blütenköpfe, die verlockend leuchten, ziehen viele Insekten an und bieten reichlich Nektar.

Inula helenium ist eine Sonnenpflanze, eine Schutzpflanze und ein großer Wächter in unseren Gärten. In Pestzeiten trug man Amulette aus der Alantwurzel am Körper, um sich vor der Pest und vor bösen Verhexungen zu schützen. Und auch im Liebesorakel spielte der Alant eine große Rolle. Die Wurzel wurde zudem mit einigen anderen Zutaten, wie Beeren und Pottasche, zum Blaufärben von Stoffen genutzt. Im frischen Zustand riecht die Wurzel nach Banane, getrocknet hat sie einen Weihrauchduft mit einer Note, die an Kampfer erinnert. In den gelben Blütenkörbchen des Alants sahen unsere Vorfahren das Abbild der Sonne. Alle Sonnenpflanzen, so wussten sie, sind wahre Wohltäterinnen und geben unserem Körper und unserer Seele Kraft und Licht. Sie bringen Wärme und Leichtigkeit in unser Inneres und helfen in schwierigen Situationen, uns wieder wohlzufühlen.

VOLKSNAMEN

Edelharzwurz, Weihrauchwurz, Odenskopf, Heilwurz, Brustalant, Darmwurz, Helenenkraut, Glockenwurz oder Schlangenkraut

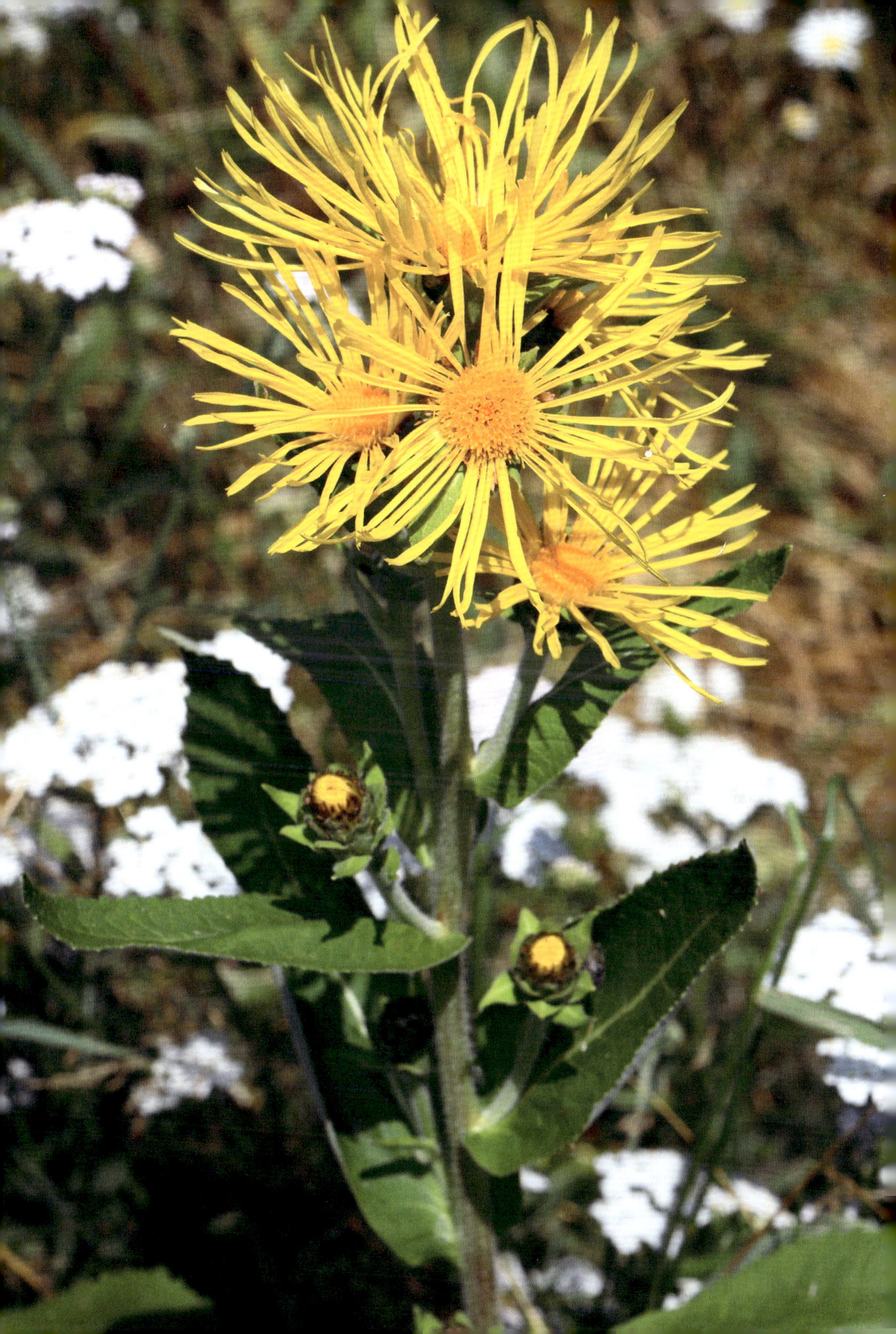

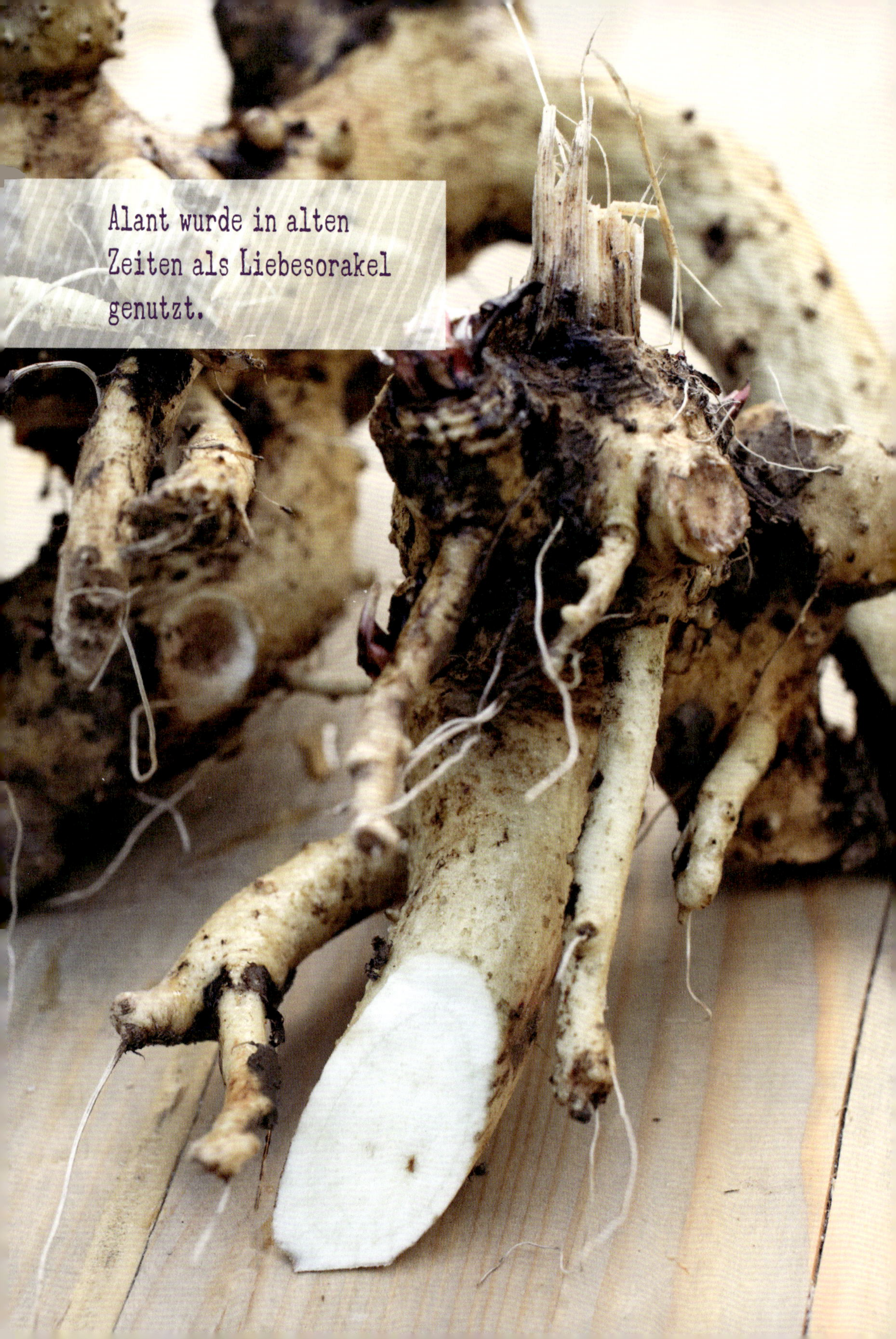

Alant wurde in alten Zeiten als Liebesorakel genutzt.

DIE PFLANZE

Der Echte Alant kann bis zu 2 m groß werden. Die ausdauernde Pflanze treibt aus einem Wurzelstock aufrechte Stängel mit sehr großen, auf der Unterseite filzig behaarten Blättern. Von Juli bis September zeigt er seine sonnenblumenartigen Blütenkörbchen. Man findet ihn als beliebte Bauerngartenpflanze, aber auch verwildert in Hecken, an feuchten Plätzen, an Bachufern oder in Gräben.

ANBAUEN UND ERNTEN

Wenn Sie einen Alant in Ihrem Garten pflanzen möchten, sehen Sie reichlich Platz für ihn vor, am besten an einem halbschattigen bis sonnigen Standort. Bei seiner stattlichen Größe dürfte ihm ein Plätzchen am Gartenzaun gefallen. Für die Ernte sollte die Wurzel mindestens 2 bis 3 Jahre alt sein, erst dann ist sie kräftig genug. Ab Ende September kann sie dann gegraben werden.
Grundsätzlich mag der Alant, wie viele andere Stauden auch, das Teilen der Wurzelstöcke. Ein Stück der Wurzel können Sie nach dem Teilen wieder einpflanzen, so sorgen Sie in ihrem Garten immer wieder für Nachwuchs. Die Wurzel ist länglich, knollenartig verdickt, faserig, innen weißlich-gelb und außen hellbraun. Waschen Sie die Wurzel gründlich, schneiden Sie sie in Scheiben und trocknen Sie die Scheiben auf einem Tuch rasch in der sanften Herbstsonne oder an einem anderen warmen und luftigen Ort. Sie können die Wurzel auch in Streifen schneiden und an einer Schnur aufgehängt über einem Heizkörper oder an einem warmen Ofen trocknen.

GESUNDHEIT

Im Kräuterbuch des Leonhart Fuchs (1543) steht geschrieben: „Die Alantwurzel gesotten und getruncken / treibt den harn… Die wurzel mit süssem wein ingemacht / ist dem magen nützlich … auch so man ein pflaster aus der grünen wurzel macht und aufflegt / verzert es die geschwulst so sich von kalter feüchtigkeyt erheben kann.“ Auch Hildegard von Bingen empfahl „die warme Natur des Alants und seine nützlichen Kräfte“.
1807 isolierte Valentin Rose aus der Wurzel des Alants das Inulin. Inulin ist ein Inhaltsstoff, den man in der Therapie der Zuckerkrankheit als Stärkeersatz nutzt, denn es beeinflusst den Blutzuckerspiegel nicht. Im Alant findet man neben dem Inulin noch Bitterstoffe und ätherisches Öl.
Die Signatur der großen Blätter zeigt seinen Bezug zu den großen Organen im Körper, wie Lunge und Leber. Die Liste der Anwendungen des Alants in der Volksmedizin ist lang. Er wurde eingesetzt bei chronischem Husten, zur Schleimlösung und zum Hustenreizmildern, bei Lungenleiden, Bronchitis, Appetitlosigkeit, Galle- und Leberleiden und Blähungen. Dazu verwendete man den Tee der Wurzel.
Alant wirkt stimmungsaufhellend, entzündungswidrig und hilft dem Immunsystem. Seine Blätter wurden zerquetscht auf schlecht heilende Wunden und schmerzende Geschwüre gelegt. Auch in der Frauenheilkunde hat sich der Alant seinen Platz erobert. Er hilft bei Senkungsbeschwerden und bei Reizblase und zeigt wachstumshemmende Eigenschaften auf Tumore. Der Alant sollte nicht in der Schwangerschaft angewendet werden.

Hustensirup

* *Alantwurzeln, frisch*
* *brauner Bio-Rohrzucker*

Zerkleinern Sie die frisch gesäuberten Wurzeln und kochen Sie sie in der dreifachen Menge Wasser etwa 2 bis 3 Minuten. Lassen Sie die Mischung 1 Tag lang ziehen, um sie danach nochmals für 30 Minuten zu kochen. Filtern Sie alles ab und geben Sie die gleiche Menge Rohrzucker dazu. Nun wird alles zu einem dickflüssigen Honig verkocht. Der Sirup ist ein guter Schleimlöser.
Für die Variante ohne Kochen geben Sie in ein Glas mit Deckel immer abwechselnd eine Schicht klein geschnittene oder geriebene Alantwurzel, darauf eine Schicht Rohrzucker oder Honig, dann wieder Alantwurzel bis es voll ist. Lassen Sie oben etwas Platz, da Saft entsteht. Schließen Sie den Deckel und stellen sie das Glas dunkel. Nach wenigen Wochen entsteht ein Hustensaft, der schleimlösend wirkt und den Hustenreiz mildert.

Alanttee

* *1 TL Alantwurzel, getrocknet*
* *¼ l Wasser*

Trockene Alantwurzelstücke in einen Topf geben, das kalte Wasser darübergießen und die Mischung zum Kochen bringen. 5 bis 10 Minuten bei kleiner Flamme sanft köcheln lassen, abgießen und trinken. Anzuwenden bei chronischem Husten, zur Schleimlösung, bei Lungenleiden und Bronchitis sowie Appetitlosigkeit.

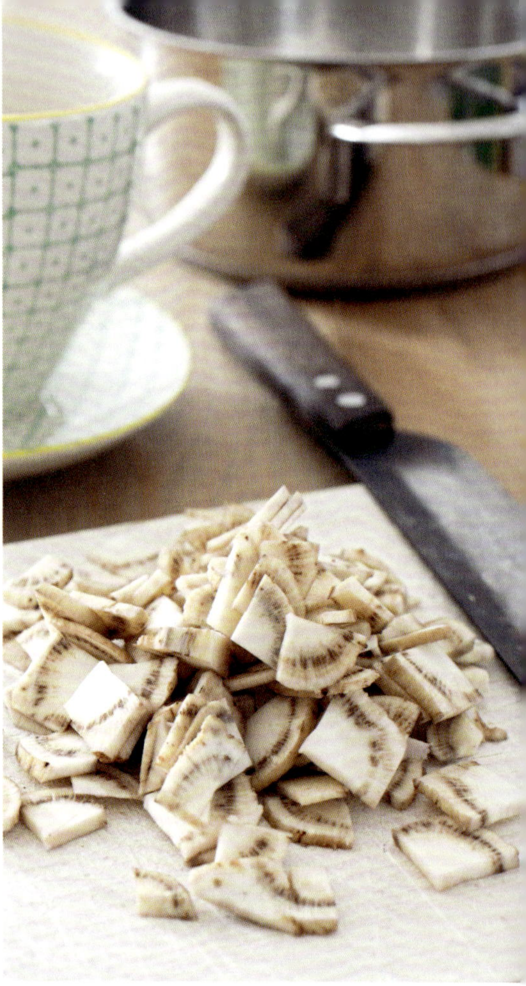

▲ Für den Alanttee können Sie auch frische Wurzeln verwenden.

Alantsalbe

* *2 EL Alantwurzel, frisch*
* *100 ml Olivenöl*
* *10 g Bienenwachs*
* *7 g Kakaobutter*
* *2 Tropfen äther. Cistrosenöl*

Die gewaschene, klein geschnittene Alantwurzel wird in einen Kochtopf gegeben. Gießen Sie das Olivenöl darüber und erwärmen Sie diese Mischung für 2 bis 3 Tage immer wieder oder stellen sie die Mischung an einen warmen Platz. Achten Sie bitte darauf, dass das Öl nicht kocht,

sonst frittieren die Wurzelstücke und die Inhaltsstoffe werden zerstört. Durch die Wärme gehen die Inhaltsstoffe der Wurzel in das Öl über. Nach 2 bis 3 Tagen geben Sie die Wurzel-Öl-Mischung durch ein Sieb. Im Öl werden nun zuerst das Bienenwachs und dann die Kakaobutter sanft geschmolzen. Zum Schluss geben Sie das ätherische Cistrosenöl dazu und füllen die Salbe in kleine Gläschen ab.
Diese Salbe eignet sich für schlecht heilende Wunden und Geschwüre und kann bei verschiedenen Hauterkrankungen Anwendung finden.

Sonnenkraft-Räucherung

- *1 Teil Alantwurzel, getrocknet*
- *1–1½ Teile Dammar*
- *1 Teil Kiefernharz*
- *½ Teil Cistrosenblätter*
- *1 Teil Eisenkraut*
- *½ Teil Ringelblumenblüten*
- *½ Teil Johanniskrautblüten*

(Cistrose, Eisenkraut, Ringelblume und Johanniskraut ebenfalls getrocknet verwenden)

Das „Rezept" für die Räucherung wurde inspiriert durch eine Idee von Dorothea Rupprecht.
Mörsern Sie die beiden Harze (Dammar und Kiefernharz) in einem Mörser leicht an, geben Sie Alantwurzel und Cistrose dazu und mörsern Sie diese auch sanft an. Geben Sie jetzt das Eisenkraut und die Blüten dazu und vermischen Sie alles gut miteinander. Verräuchern Sie die Mischung prisenweise auf einem Räucherstövchen mit Sieb oder auf der glühenden Kohle.

Dieser lichtvolle und wohlriechende Duft vertreibt die Dunkelheit um uns, entspannt und hellt die Stimmung auf. Räume können mit der Räucherung wieder energetisiert werden. Diese Sonnenpflanzen dienen als Seelentröster und helfen bei Melancholie und Traurigkeit. Bei der Winter- und Sommersonnwende wird diese Mischung verwendet, um so die Kraft der Sonne im Übergang zu ehren.
„Lasse die lichtvolle Kraft der Wurzel durch dich strömen."

(Quelle: Dorothea Rupprecht, Phyto- und Aromaexpertin, München)

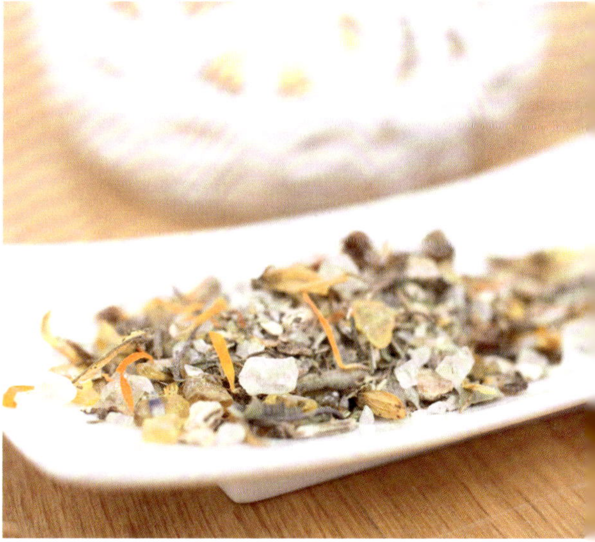

▲ Die Räucherung mit Alant hellt die Stimmung auf.

Baldrian

Valeriana officinalis

Für mich war sehr interessant, dass der Baldrian in meinem Nachbardorf in den Vor- und Nachkriegsjahren zu Apothekerzwecken feldmäßig angebaut wurde. Man kann sich vorstellen, welcher Duft über dem kleinen Harzdörfchen lag.

Wenn uns der Boden unter den Füßen verloren geht

Der Baldrian war im Volksglauben eine wichtige Pflanze und hat sich über viele Jahrhunderte als Heilpflanze behauptet. Baldrianarten wurden bereits in der Antike arzneilich genutzt. Hieronymus Bock schreibt in seinem „kleinen Destillierbuch", das im Jahr 1500 in Straßburg gedruckt wurde, dass der Genuss der Baldrianwurzel die Sehkraft stärke. Baldrian galt als Abwehrmittel gegen das Böse und wurde zusammen mit einigen anderen Pflanzen, wie dem Dost oder dem Eisenkraut, über Eingangstüren gehängt, um krankheits- und unheilbringenden Dämonen den Eingang ins Haus zu verwehren. Man trug ihn als dämonenabwehrendes Amulett um den Hals und er galt als gutes Mittel gegen Verzauberung und gegen Teufel und Hexen.

Als wir unser altes Bauernhaus kauften und renovierten, schenkte mir ein Freund eine Baldrianpflanze. Eine schöne kleine Pflanze, die einen guten Platz in meinem Bauerngarten bekam. Als wir während des Umbaus nur ab und an auf unseren Hof kamen, wunderte ich mich, dass die Pflanze ständig total zerrupft aussah. Jedes Mal der gleiche traurige Anblick, die Stängel umgeknickt, die Blüten zerdrückt. Irgendwann sollte sich das Rätsel aufklären: Einmal kamen wir am späten Abend auf unseren alten Hof und ich konnte schon von Weitem diese durchdringenden Töne hören, wie ein Baby, das ganz fürchterlich schrie. Das konnte doch aber gar nicht sein. Als ich in den Garten ging, sah ich die Bescherung. Scheinbar hatte ich mit meinem Baldrian einige Katzen und Kater des Dorfes angelockt, die sich auf der Pflanze wälzten. Der Baldrian, so erfuhr ich später, hat eine Art aphrodisierende Wirkung auf Katzen. Anscheinend holten sie sich einen kostenlosen Rausch und eine willkommene Abwechslung im sonst eher beschaulichen Dorfleben.

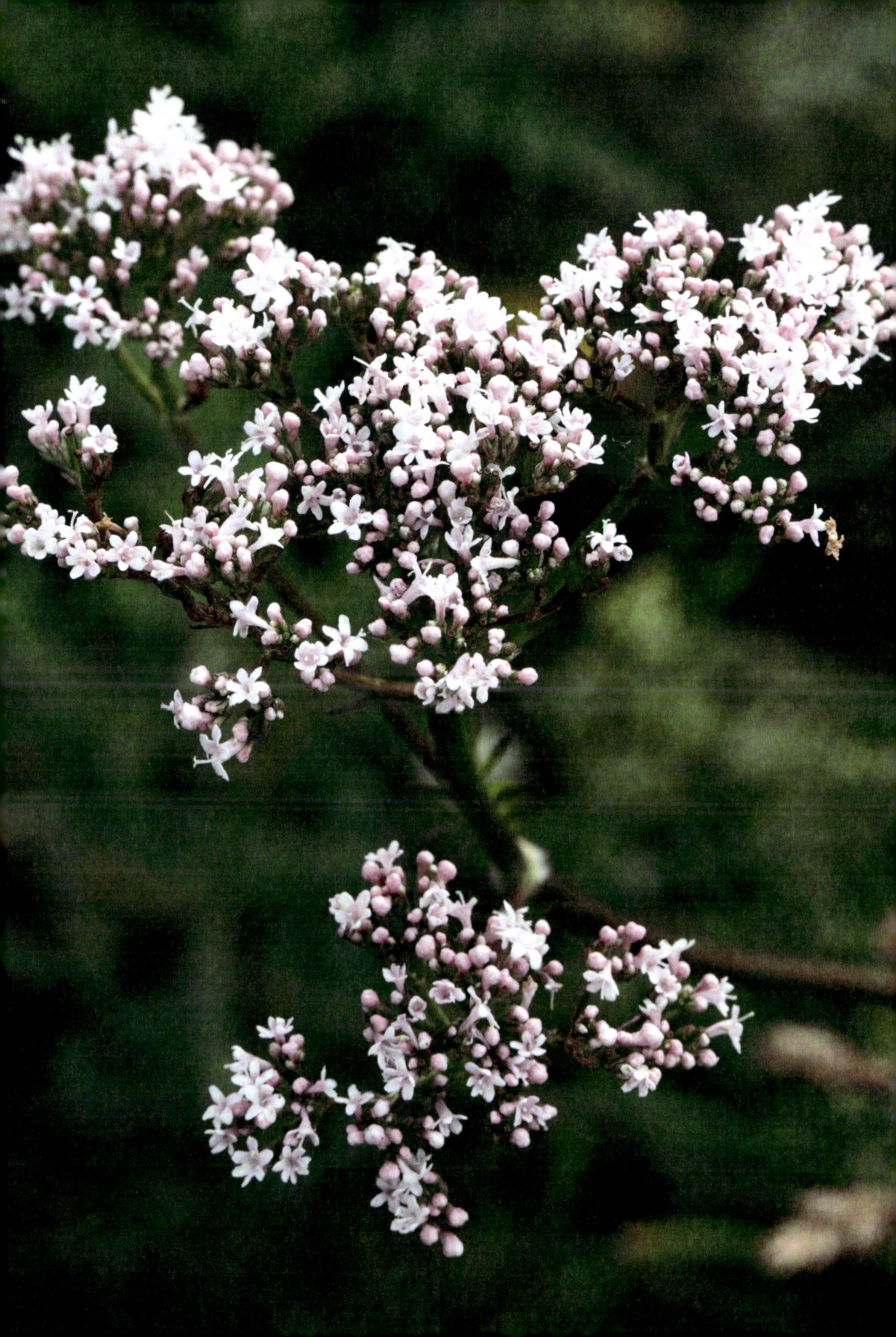

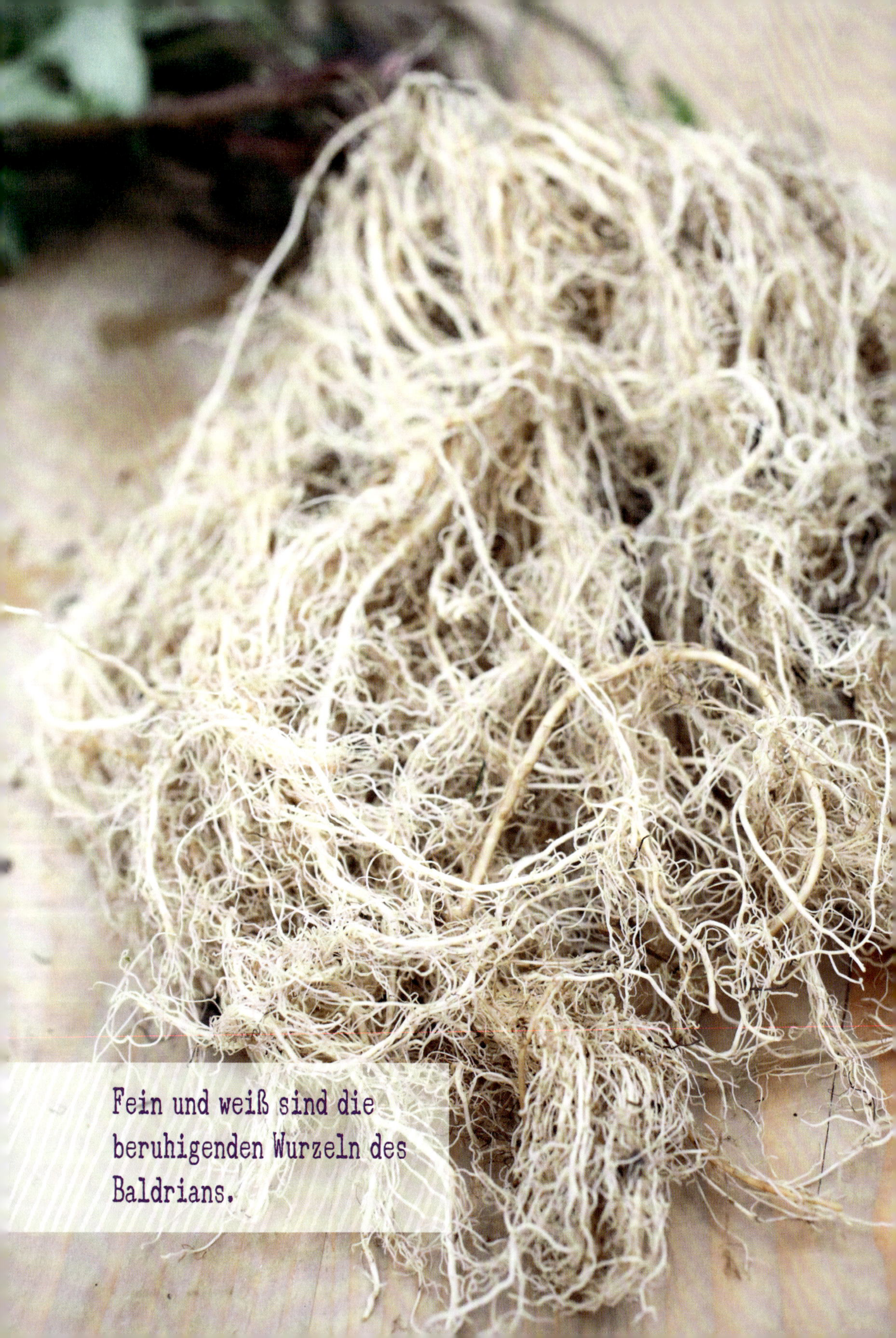

Fein und weiß sind die beruhigenden Wurzeln des Baldrians.

Ob er nun nach *Baldur*, dem Lichtgott und dem Gott des Waldes benannt wurde, ist nicht eindeutig geklärt. Aber der in alten Zeiten gebräuchliche Name Wildfräuleinskraut, der von wilden, geheimnisvollen Fräulein berichtet, die Menschen gesund pflegten, zeigt – genau wie das lateinische Wort *officinalis* –, dass es sich um eine große Heilpflanze handelt. Eins ist sicher, er ist eine Art Zeitgeistpflanze, die die Zeichen der Zeit, die Erkrankungen von heute, gut lindern kann. Gerade jetzt in dieser schnelllebigen, stressigen Zeit, in der viele Menschen die Überforderungen so deutlich spüren und mehr und mehr unter psychischen Erkrankungen leiden und in der Ängste uns beherrschen, ist der Baldrian eine wichtige Pflanze.

VOLKSNAMEN

Mondwurzel, Mondwurz, Waldspeik, Stinkwurz, Elfenkraut, Hexenkraut, Theriakkraut, Tollerjan, Augenwurz, Katzenkraut, Katzenwurz, Dreifuß, Marienwurzel, Viehkraut, Wendwurzel

DIE PFLANZE

Der Baldrian ist eine stattliche und schöne Pflanze mit bis zu 2 m Höhe, die gern in feuchten Gräben, an feuchten Wiesenrändern oder an Böschungen wächst.
Er stammt aus der Familie der Baldriangewächse, die etwa 250 Pflanzenarten umfasst. Die ausdauernde Pflanze treibt im Frühling einen hohlen, kantigen Stängel, der wenig verzweigt ist und gegenständige gefiederte Blätter trägt. An den Stängelspitzen findet man sogenannte Trugdolden mit kleinen Blüten, die im Juni, nachdem die Kirschen vom Baum sind, weiß-rosa erblühen und einen eigenartigen Geruch, der mich an Fäkalien erinnert, verströmen.

ANBAUEN UND ERNTEN

Baldrian wächst gern an Straßen- und Waldrändern, in Flussauen und auf feuchten Wiesen. In meinem Nachbardorf baute man in den 1950er- und 1960er-Jahren Baldrian für Apothekerzwecke an. Die Felder waren weiß und überall duftete es nach Baldrian. Auf alten Fotos kann man sehen, wie die Wurzeln an den Häusern getrocknet wurden.
Die ausdauernde Pflanze im Garten zu ziehen, ist sehr einfach. Setzen Sie die geteilten Wurzelstöcke an ein feuchtes Plätzchen und der Baldrian wird sich dort wohlfühlen. Sie sollten aber aufpassen, in Windeseile hat er sich vermehrt und wird üppig blühen. Denken Sie bitte auch daran, dass Katzen ihn sehr mögen. Es könnte gut sein, dass die Katzen der Gegend bei ihnen ein- und ausgehen und sich am Baldrian laben, genau wie Regenwürmer. Sie mögen ihn ebenfalls sehr.
Natürlich können Sie für Anwendungen auch die Blüten im Sommer ernten, allerdings sitzen in der Wurzel deutlich mehr Inhaltsstoffe. Wenn Sie die Wurzel ernten, werden Sie erstaunt sein, was sich Ihnen zeigt: ein daumendicker Wurzelstock, der durch seine vielen dünnen feinen Wurzeln aussieht wie ein fülliger Bubikopf.
Graben Sie die Wurzel ab Ende September. Waschen Sie sie kräftig unter fließendem Wasser ab – in den langen dünnen Wurzeln finden sich manchmal sogar kleine Steine.

Danach können sie die Wurzel rasch in der sanften Herbstsonne trocknen (siehe Seite 14).

GESUNDHEIT

Das lateinische Wort *Valeriana* bedeutet so viel wie „gesund" oder „kräftig". Baldrian gehört als Pflanze in das traditionelle 9-Kräuter-Bündel, ein Schutz- und Gesundbündel alter Zeiten. In diesem Bündel hatte er die Aufgabe, vor Ängsten und Zauberei zu schützen. Er galt in längst vergangenen Zeiten auch als kräftiges Liebesmittel. Seiner Signatur entsprechend zählt er mit seinem hohlen, kantigen Stängel zu den krebsfeindlichen Pflanzen. Erst im 18. Jahrhundert entdeckte man seine heute gültige Anwendung als Mittel bei Unruhezuständen und Schlafstörungen. Er ist eine Pflanze für unruhige Menschen, die zur Gedankenflucht neigen, die Schlaflosigkeit kennen und unter nervösen Erschöpfungszuständen leiden. Er hilft bei Stress, nervösen Herzbeschwerden und bei Spannungs- und Angstzuständen. Seine beruhigende Wirkung lässt Sie trotzdem geistig rege bleiben, was ihn zu einer wunderbaren Pflanze bei Prüfungsängsten und Lampenfieber macht. Überempfindlichen Menschen hilft er, sich zu ordnen. Er wird bei verschiedensten Muskel- und Nervenschmerzen angewendet. Ein wichtiger Inhaltsstoff ist ätherisches Öl. Neben Valerensäure, die beruhigend wirkt, enthält er auch Isovaleriansäure, die für den starken Geruch des Wurzelstocks verantwortlich ist.

Baldrian sollte nicht mit anderen Beruhigungs- oder Schlafmitteln kombiniert und auch nicht zusammen mit Alkohol eingenommen werden.

Räuchermischung Balance

- *½ Teil Baldrianwurzel, getrocknet*
- *1 Teil Copal, weiß*
- *1 Teil Sandarak*
- *½ Teil Fichtenharz*
- *¼ Teil Kardamom, ganz*
- *½ Teil Lemongras*
- *1 Teil Lavendel*
- *1 Teil Mädesüß*

(Kardamom, Lemongras, Lavendel und Mädesüß ebenfalls getrocknet verwenden)

Mörsern Sie die Harze (Copal, Sandarak und Fichtenharz) leicht an und geben Sie die zerkleinerte Baldrianwurzel und den Kardamom dazu. Fügen Sie der Mischung anschließend Lemongras, Lavendel und Mädesüß hinzu und vermischen Sie alles gut. Diese Mischung können Sie prisenweise auf einem Räucherstövchen mit Sieb verräuchern.

Diese stimmungsaufhellende entspannende Duftmischung verhilft der Hektik des Alltags zu entfliehen und die innere Ruhe und das Gleichgewicht wieder zu finden. Ein friedlicher Impuls führt zur Klärung, gibt wieder Mut und Kraft für das Selbstbewusstsein.
„Lasse dich tragen und fühle dich geborgen."

(Quelle: Dorothea Rupprecht, Phyto- und Aromaexpertin, München)

Traumkissenrezept

- *1 Teil Baldrianwurzel, getrocknet*
- *2 Teile Rosenblüten*
- *2 Teile Waldmeisterkraut*
- *2 Teile Orangenschale oder Orangenblüte*
- *1 Vanilleschote*

(Rosenblüten, Waldmeister und Orange ebenfalls getrocknet verwenden)

Schneiden Sie aus einem schönen Stück Stoff zwei gleich große Teile heraus. Nähen sie diese an drei Seiten zusammen und geben Sie die Mischung in das Säckchen. Danach die letzte Naht schließen und zum Schlafen oder bei Ängsten bzw. Prüfungen griffbereit haben.

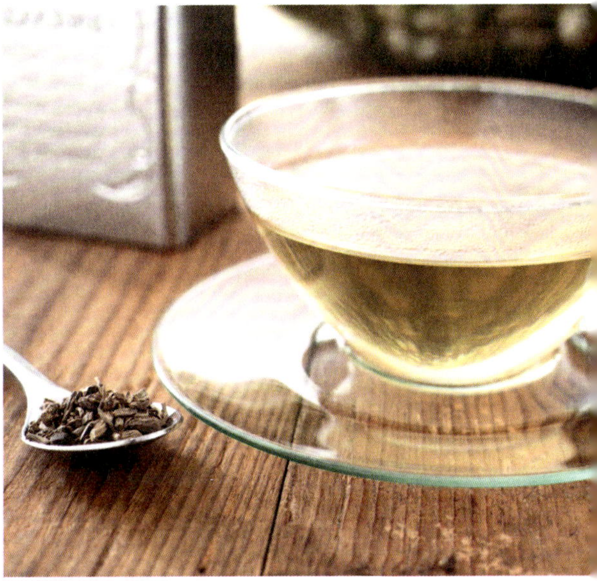

▲ Tee mit Baldrian beschert einen ruhigen Schlaf.

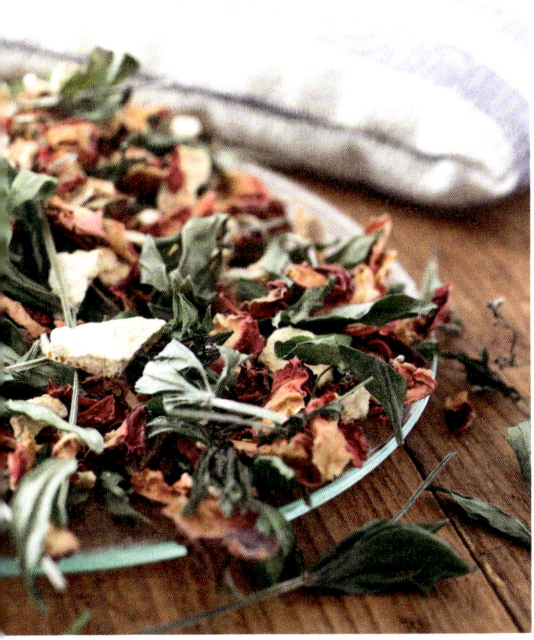

▲ Auch zum Mitnehmen: das beruhigende Traumkissen mit Baldrian.

Entspannungstee

- *1 Teil Baldrianwurzel, getrocknet*
- *2 Teile Kamillenblüten*
- *½ Teil Lavendelblüten*
- *1 Teil Melissenblätter*

(Kamille, Lavendel und Melisse ebenfalls getrocknet verwenden)

Mischen Sie Kräuter und Wurzelstücke gut und geben Sie für 1 Tasse Tee 1 Teelöffel davon in eine Tasse und übergießen alles mit kochendem Wasser. Filtern Sie den Tee ab und süßen Sie ihn evtl. mit etwas Honig.
Anzuwenden bei Schlafstörungen, innerer Unruhe, nervösen Herzbeschwerden und Ängsten. 3 Tassen täglich trinken, nach 3 bis 4 Wochen eine 4 Wochen lange Pause einlegen.

Bärwurz

Meum athamanticum

Eine duftende Schönheit, die leider in Vergessenheit geraten ist, wächst auf unseren Harzer Wiesen: die Bärwurz. Um ihren Fortbestand zu sichern, kaufen Sie sich eine Pflanze im Kräuterhandel und setzen diese in den Garten.

Grüner Wiesenduft

Auf unseren Harzer Hochwiesen und in anderen gebirgigen Gebieten Deutschlands findet man bereits im späten Frühling eine Pflanze, die durch ihre dunkelgrünen gefiederten Blätter auffällt. Geht man näher an die buschig wachsende Pflanze heran und reibt an ihren auffallend fein gefiederten Blättern, nimmt man sofort ihr volles Aroma wahr. Sie ist eine Gewürzpflanze, die stark nach Fenchel, Liebstöckel und Anis duftet. Es ist die Bärwurz, die sich deutlich von den anderen Wiesenpflanzen abhebt und unsere Blicke auf sich zieht. Allerdings gehört sie ins Reich der Doldenblütler und somit sollte man sich sehr gut mit ihr auskennen, da es einige giftige Arten in dieser Pflanzenfamilie gibt.
Um Verwechslungen auszuschließen und die raren Bestände in der Natur zu erhalten, kaufen Sie eine Bärwurzpflanze in einer Kräutergärtnerei und kultivieren Sie diese im eigenen Garten oder in einem größeren Topf auf dem Balkon. So haben Sie die frischen würzigen Blätter stets griffbereit und schonen die Natur. Gleichzeitig werden Sie die Bärwurz ganz persönlich kennenlernen und sie auf den Wiesen sofort wiedererkennen.
Die Bärwurz ist aus der Liste der heilkräftigen Pflanzen heute fast verschwunden. In manchen Gegenden wird aus ihren Wurzeln noch ein kräftiger Magen- bzw. Verdauungsschnaps gemacht. Da die Pflanze recht selten ist, stammen die Pflanzen für den Schnaps ausschließlich aus Anpflanzungen.
Der Name Bärwurz sagt dem Kräuterkundigen eine ganz Menge über ihre großen Heilkräfte. Bei unseren Vorfahren galten die Bärenpflanzen, wie die Bärwurz und der Bärlauch, als außerordentlich wertvolle, kraftvolle Pflanzen. Der Bär war für sie ein großes Krafttier und so bekamen nur Pflanzen den Namen des Bären, die sehr mächtig waren. Bärenpflanzen schenkten Mut, gaben Kraft, machten das Herz weit und zählten zu den stärksten Heilpflanzen, die die Natur uns geschenkt

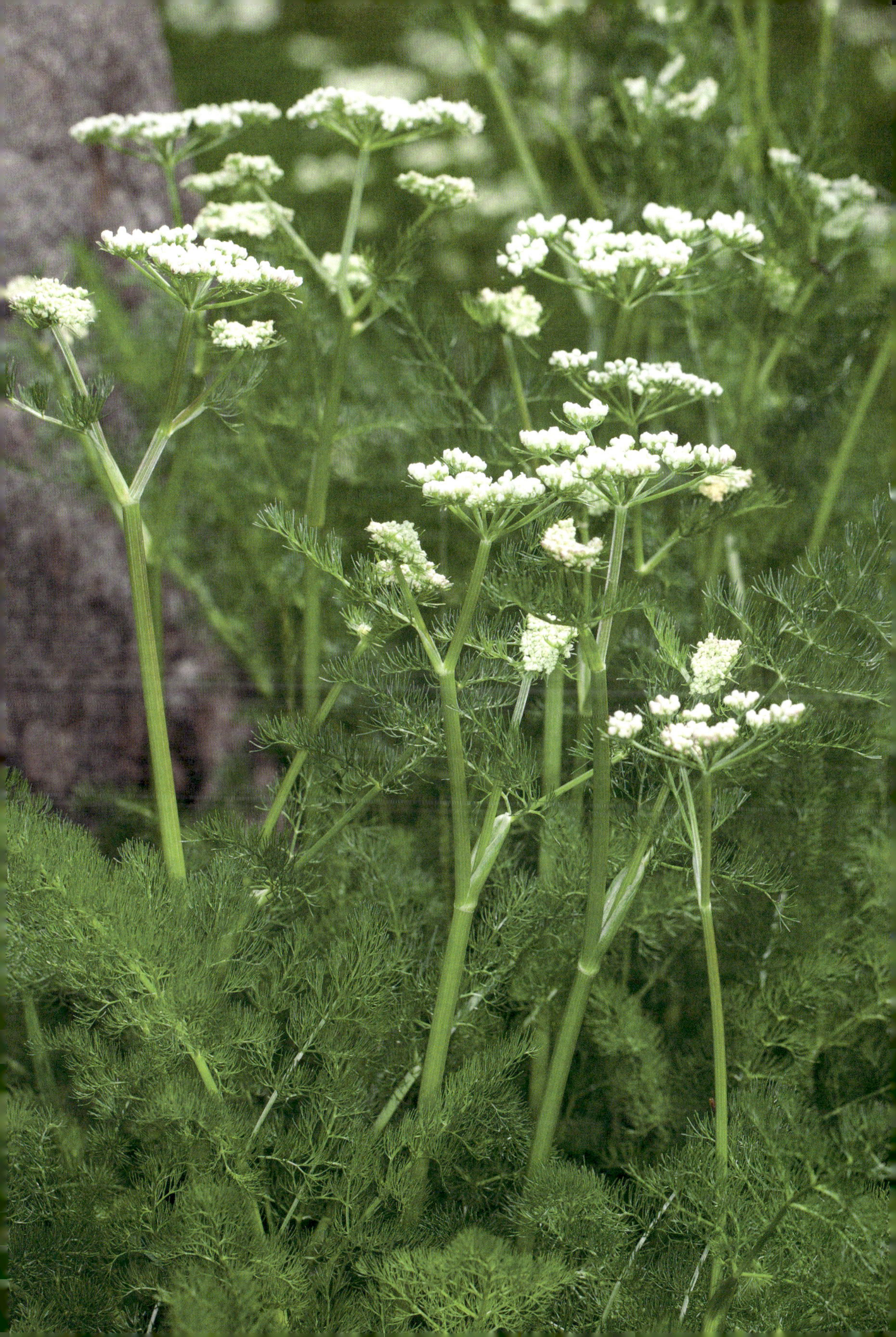

Bärwurzwurzeln
eignen sich für feinen
Kräuterlikör.

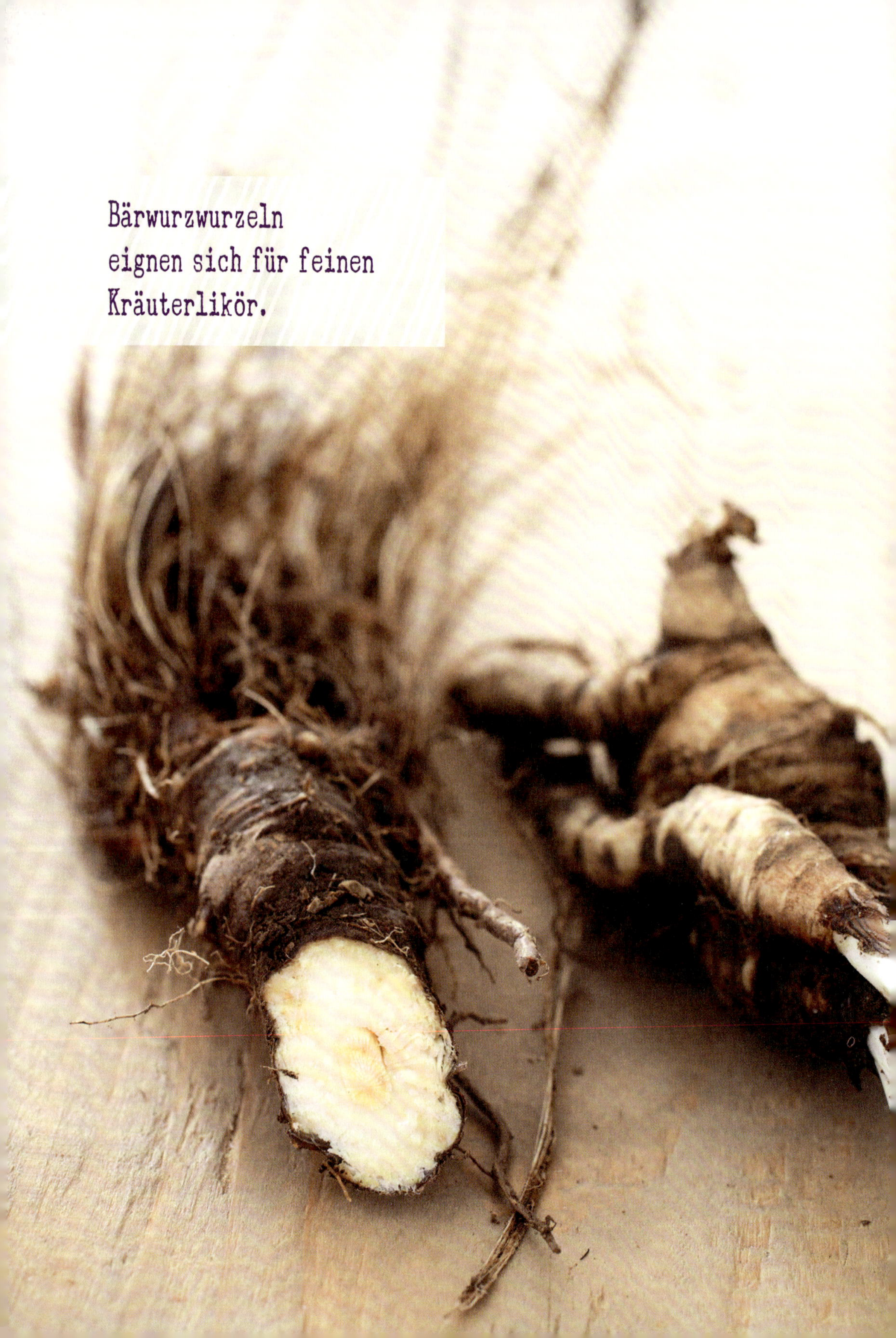

hat. Bärenpflanzen haben gute Heilqualitäten und fördern die Regeneration.

VOLKSNAMEN

Volksnamen sind alte Archive. Beim genauen Betrachten sagen sie oft sehr viel über die Anwendung aus. In Zeiten, in denen man noch keine Inhaltsstoffe nachweisen konnte, spielte das tradierte Wissen eine große Rolle. Unsere Vorfahren wussten, wie man die Wirkung einer Pflanze von ihren äußeren Zeichen (ihrer Signatur) ablesen konnte und so bekam die Pflanze ihren Volksnamen.
Bärwurz nannte man Herzwurz, Bärmutterkraut und Bärkümmel. Namen wie Bärendill, Dillblattfenchel, Wilder Fenchel oder Bärenfenchel deuten darauf hin, dass sie als Gewürz- und Heilpflanze große Anerkennung fand.

DIE PFLANZE

Bärwurz wächst auf Wiesen, Weiden und in lichten Laubwäldern auf Höhenlagen bis zu 2000 m. Die 15–50 cm hohe Bärwurz ist eine mehrjährige Staude. An ihren aufrechten Stängeln bilden sich dunkelgrüne, drei- bis mehrfach gefiederte, haarfeine Blätter. Ihre weißen Doldenblüten erscheinen von Mai bis Juli. Oft sind die weißen Blüten zum äußeren Rand hin rötlich überlaufen. Die behaarte Wurzel ist walzenförmig, dick und erinnert mit ihrem faserigen Schopf an einen Braunbären. Die Samen der schönen Doldenblütlerin sind ebenfalls essbar und können ab Spätsommer geerntet werden. Bitte Vorsicht: Nicht mit giftigen Doldenblütlern verwechseln!

ANBAUEN UND ERNTEN

Haben Sie eine Pflanze in einer Gärtnerei gekauft und eingepflanzt, schützen Sie diese gut vor Wühlmäusen. Nach einigen Jahren können Sie sie teilen. Dafür werden die Wurzelstöcke in kleine Stücke geschnitten, aus denen in lockerer, magerer, feuchter Erde neue kleine Pflänzchen entstehen. Ebenso können Sie versuchen, aus den Samen der Pflanzen Nachkommen für ihren eigenen Hausgarten zu ziehen. Das ist nicht ganz einfach, aber einen Versuch wert. Bärwurz mag einen sonnigen bis halbschattigen Standort.
Sollte die Bärwurz bei Ihnen wild wachsen, gehen Sie bitte sehr achtsam damit um. Sie ist sehr selten geworden und ein Ausgraben bringt die wenigen Bestände in große Gefahr. Getrocknete Bärwurzwurzeln können im Handel bestellt werden und kommen dann aus Anpflanzungen.
Die jungen Blätter der Bärwurz sind im Frühjahr am würzigsten. Sie können aber auch später im Jahresverlauf geerntet werden. Die Wurzel wird nach der Herbst-Tagundnachtgleiche gegraben. Nach dem Waschen wird sie rasch getrocknet oder frisch weiterverarbeitet.

GESUNDHEIT

Mit ihren vielen ätherischen Ölen, die Sie ganz deutlich riechen können, ist die Bärwurz eine Pflanze, die unsere Verdauungsorgane erwärmt, den Magen stärkt und gegen Krämpfe im Verdauungstrakt wirkt. Für die Bergbewohner war die Bärwurz eine Allesheilerin und kam in Bitterschnäpse und Theriaks jeder Art. „Geht's der Verdauung gut, geht's auch dem

Herzen gut“, so sagte man. Die Bärwurz facht das Lebens- und Verdauungsfeuer an und wirkt nervenstärkend. Schon Hildegard von Bingen hat Latwerge (ein Mus) aus Birnen und Bärwurz zur Entgiftung und bei Migräne empfohlen. Dabei werden Birnen mit Bärwurzpulver und anderen Zutaten zu einem dicken Brei verkocht und kurweise angewendet.

Wie der Name Bärmutterkraut bereits andeutet, hatte die Bärwurz auch immer eine Bedeutung in der Frauenheilkunde. Sie wird bei Regelkrämpfen und bei Erkrankungen der Gebärmutter angewendet. Da sie die Blutung anregt, darf Bärwurz nicht in der Schwangerschaft eingenommen werden.

▼ Frische Bärwurzwurzeln sind aromatischer als getrocknete.

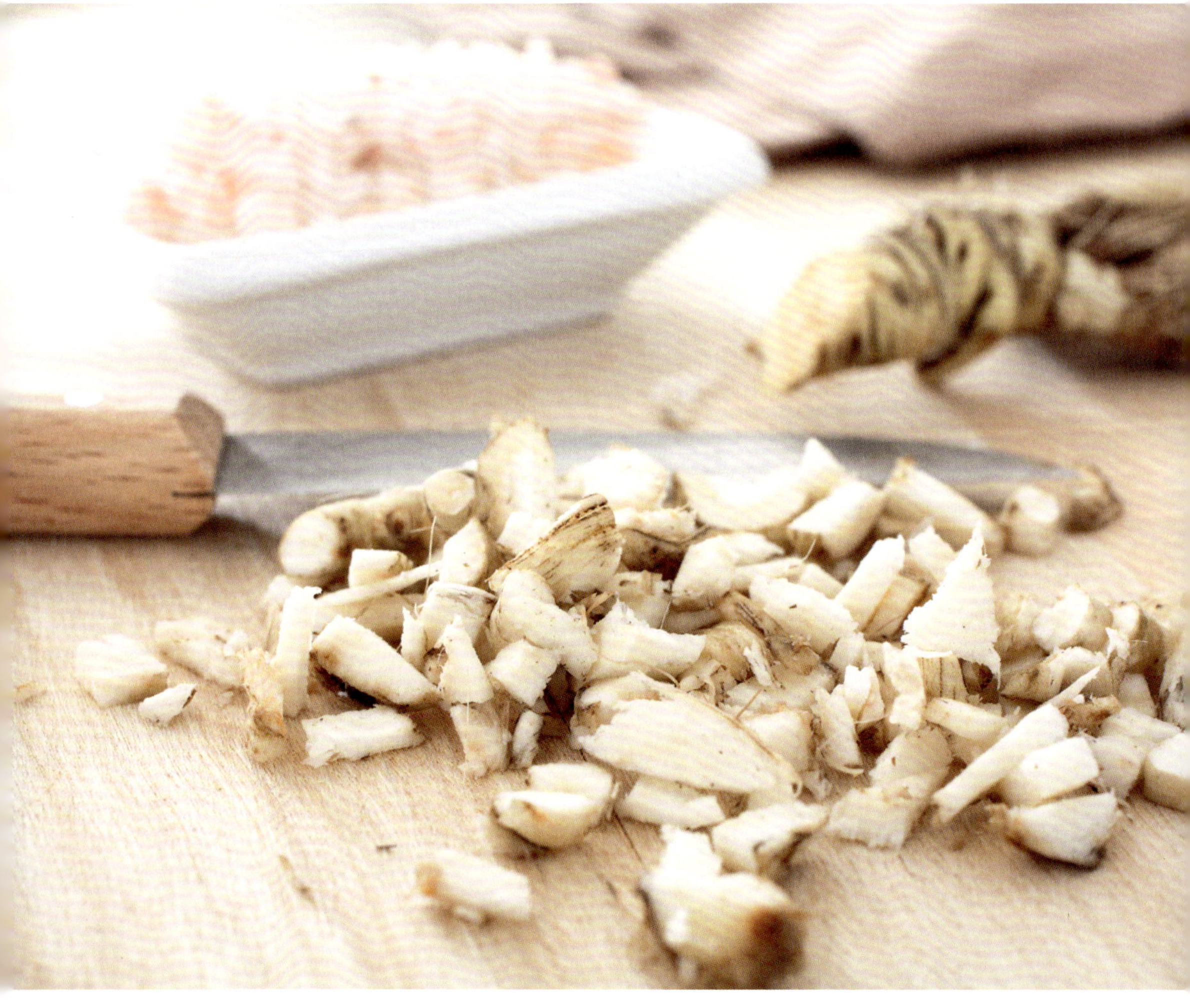

Bärwurzschnaps

- *100 g Bärwurzwurzeln, frisch oder getrocknet*
- *1 Stück Ingwer (ca. 1 cm lang)*
- *2–3 Kardamomkapseln*
- *evtl. 1–2 TL Honig*
- *1 l Korn, Grappa oder Wodka*

Schneiden Sie die Wurzeln und den Ingwer klein, geben Sie sie mit dem Kardamom und dem Honig in eine helle Flasche und gießen Sie den Alkohol darüber. Stellen sie den Ansatz an einen warmen Ort und schütteln Sie täglich. Nach etwa 4 Wochen ist der Bärwurzschnaps fertig und kann in dunkle Flaschen abgefüllt bzw. dunkel gelagert werden.
Der Bärwurzschnaps ist hilfreich bei Völlegefühl, bei Magenschmerzen, Blähungen und Krämpfen im Unterleib. Dazu kann man 1 TL pur oder verdünnt in Wasser oder Tee einnehmen.

Bärwurzsalz aus der Wurzel

- *Bärwurzwurzeln, frisch*
- *Steinsalz*

Schneiden Sie die frische, gut gesäuberte Wurzel in kleine Stücke. Geben Sie diese Stücke in einen Mörser bzw. in einen Mixer. Fügen Sie etwa 1/3 der Menge Salz dazu und mörsern bzw. mixen Sie diese Mischung. Füllen Sie nun alles in ein Glas und drücken Sie den Inhalt fest an. Nachdem der Deckel zugeschraubt ist, stellen Sie alles in den Kühlschrank. Nach 1 Woche streichen Sie die Wurzel-Salz-Paste auf einem mit Backpapier ausgelegten Backblech aus und lassen das Blech für 2 bis 4 Stunden bei 30 °C mit etwas geöffneter Tür im Backofen oder stellen es zum Trocknen an einen warmen Ort. Wenn alles gut trocken ist, können Sie das Wurzelsalz nochmals fein mörsern, um größere Anteile zu zerkleinern. Wenn Sie nun noch einige Samen der Bärwurz gemörsert zugeben, haben Sie ein vorzügliches, würziges Samen-Wurzel-Salz. Guten Appetit!

Bärwurzverreibung

- *Bärwurzwurzeln, frisch*
- *Milchzucker*

Die frischen Bärwurzwurzeln nach dem Säubern mit etwa der gleichen Menge Milchzucker verreiben und auf einem mit Backpapier ausgelegten Backblech für 2 bis 3 Tage zum Trocknen ausstreichen. Wenn die Masse gut getrocknet ist, nochmals verreiben, um ein ganz feines Wurzel-Zucker-Pulver zu erhalten. Blätter und Blüten der Bärwurz können ebenso verrieben werden.
Dosierung: 2–3 × tägl. 1 Messerspitze des Zuckers im Mund zergehen lassen. Dieser Bärwurzzucker wirkt krampflösend auf den Unterbauch der Frau, appetitanregend und erwärmend. Bitte nicht in der Schwangerschaft anwenden.

Beinwell

Symphytum officinale

Der Beinwell fügt Zerbrochenes zusammen und er heilt. Das spürt man bereits beim Ausgraben der Wurzeln: Sie gehen nur schwer aus der Erde, denn er hält fest, möchte zusammenfügen – so wie er es als Heilmittel in unserem Körper tut.

Die Knochenheilerin

Im Herbst, wenn ich mit meinen Kursteilnehmern, die bei mir die moderne Phytotherapie sowie die alte Volksheilkunde erlernen, auf die Wiesen gehe und die Beinwellwurzel grabe, ist eine ganz besondere Zeit. Die Zeit der Wurzelgräber beginnt. Meine Oma, die die schweren Kriegsjahre auf einem Bauernhof verbrachte und sich, ihrer Familie und den Tieren oft selbst helfen musste, sagte immer: „Von Ende September bis Anfang November gehören die Pflanzen uns, dann dem lieben Gott und der Mutter Natur. Erst im März, wenn das junge Grün noch spärlich ist, sind die Wurzeln wieder für uns da."

Die Wurzel des Beinwells zu graben, stellt für uns immer wieder eine Herausforderung dar. Bewaffnet mit einem Spaten, besser einer Grabegabel, geht es hinaus. Sobald wir an unserer Beinwellpflanze sind, wird ein kleines Ritual der Achtsamkeit durchgeführt, um uns bewusst zu machen, dass wir die Pflanze mit ihrer Wurzel komplett aus der Erde nehmen und sie dadurch zum Absterben bringen. Der Beinwell lässt das nicht zu, denn oft bricht ein kleines Wurzelstückchen ab, weil die Wurzel sehr verzweigt ist. Ansonsten geben wir ein Stück davon wieder ins Erdreich, hinein in den Schoß von Mutter Natur, um eine neue Pflanze sprießen zu lassen – anfangs zart, dann immer üppiger. So haben wir den Grundstein für die nächste Generation Beinwellpflanzen gelegt und sie hat uns dennoch so großzügig beschenkt. Im kommenden Jahr können wir dann an jener Stelle eine neue Beinwellpflanze bestaunen, „Gärtnern hinter dem Zaun" pflegte meine Lehrerin immer zu sagen.

Nun ist es soweit, das Ritual ist gemacht, die Blätter beiseite geschoben, um die Größe der Wurzel abzuschätzen, und das Graben beginnt. Versuchen Sie kreisförmig eine Art Graben in die Erde um die Pflanze zu ziehen, tiefer, immer tiefer graben und so liegt langsam die Wurzel frei. Allerding ist sie stark in der Erde

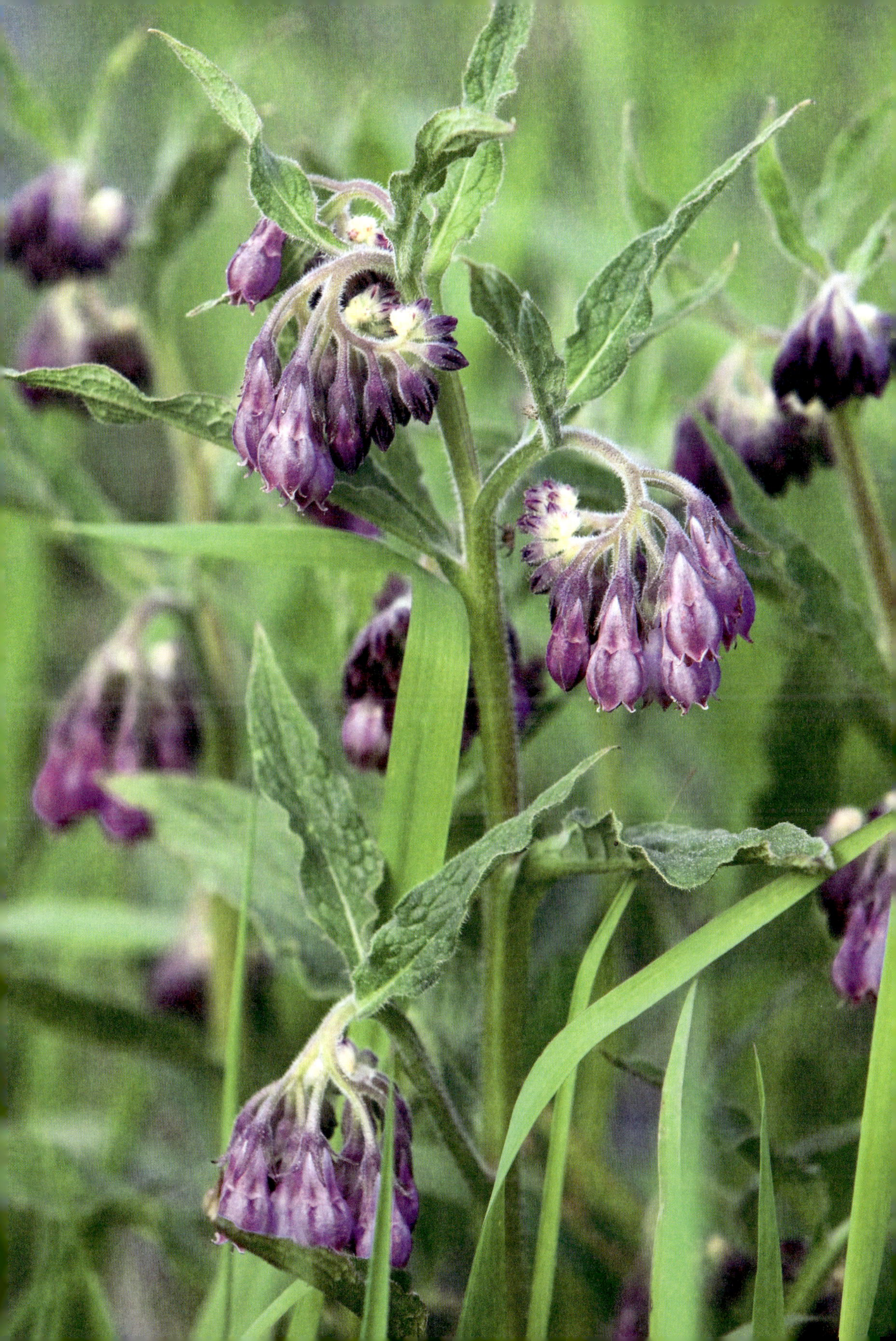

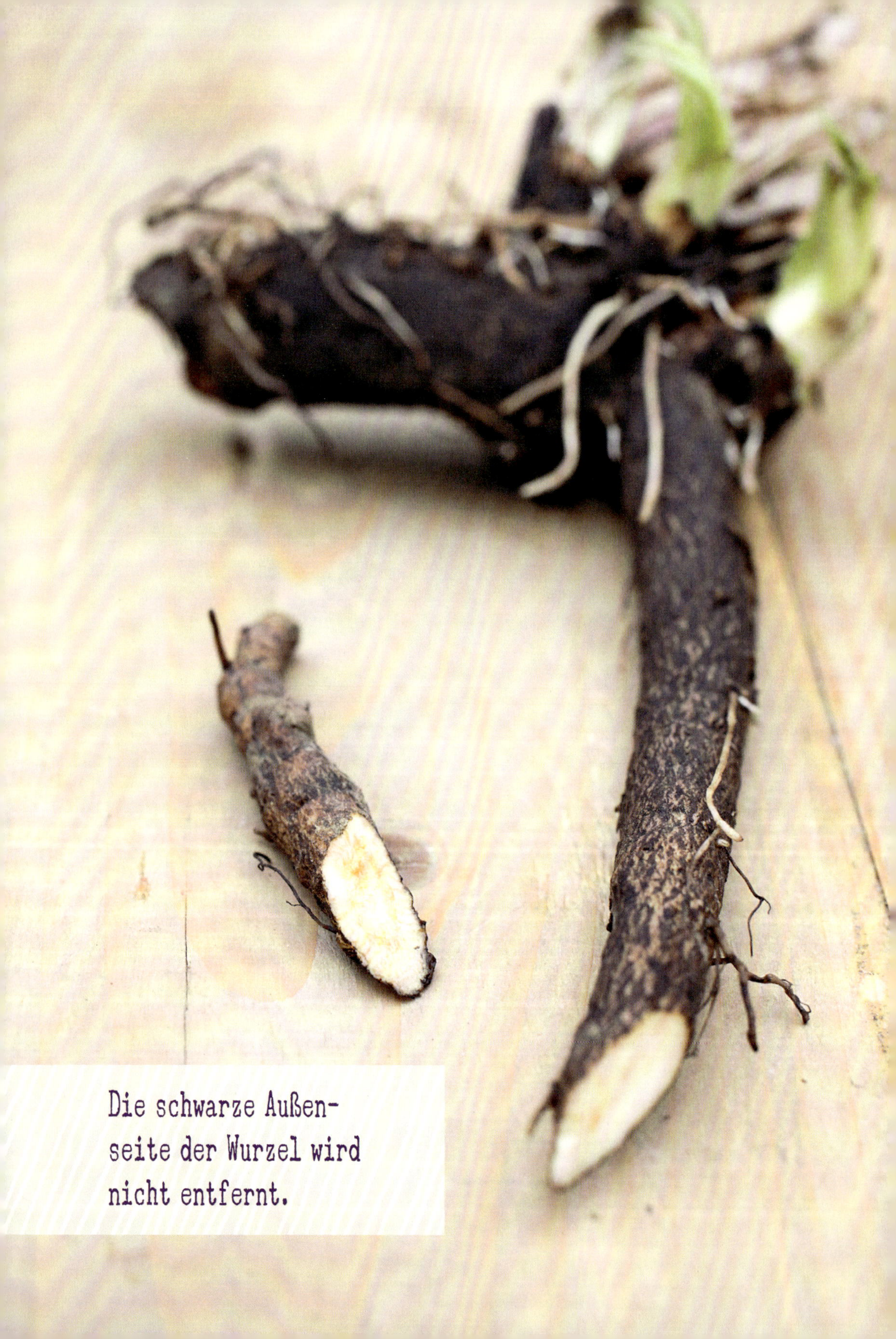

Die schwarze Außenseite der Wurzel wird nicht entfernt.

verwurzelt, sie hält sich geradezu fest, und dann passiert es: dieses Geräusch, als wenn ein Knochen bricht. Noch nie ist es uns gelungen, die Wurzel komplett aus der Erde zu nehmen, immer bleibt etwas zurück. Und das ist gut so.

VOLKSNAMEN

Wallwurz, Beinwurz, Bruchkraut, Ochsenzunge, Schmerzwurz, Wundallheil, Schwarzwurz

DIE PFLANZE

Beinwell ist eine kräftige, mehrjährige, raublättrige Pflanze. Sie hat große borstige, breit lanzettliche, hellgrüne Blätter, deren Mittelrippe stark hervortritt. Zerreibt man die Blätter, duftet das Grün nach Gurken. Auch ihre Stängel sind borstig behaart, innen hohl und können bis zu 1,50 m hoch werden. Etwa ab Mai zeigen sich hübsche gelblich-weiße oder rötlich-violette Blüten, die Insekten magisch anziehen. Die Borstenhaare an Blättern und Stängeln „stacheln" ordentlich und machen ihrer Pflanzenfamilie, den Raublattgewächsen, alle Ehre.
Sie wächst gern an feuchten oder nassen Plätzen, wie z.B. in Gräben, an Bachufern und auf feuchten Wiesen und Weiden. Die große, dicke, fleischige Wurzel ist außen schwarz, innen weiß, sehr schleimig und saftig weich. Ich rate meinen Schülern immer, einmal ein kleines Stückchen der Wurzel zu kosten. Man schmeckt ein wenig Würze, aber der Schleim überwiegt und lässt es im Mund etwas klebrig erscheinen. Jedenfalls ist der Geschmack nicht schlecht.

ANBAUEN UND ERNTEN

Ernten Sie die Wurzeln im Herbst oder im zeitigen Frühjahr und geben Sie dabei immer ein Stück der Wurzel wieder zurück in die Erde, um ihr Weiterleben zu gewährleisten. Im Garten benötigt die Pflanze ein feuchtes Plätzchen, eher etwas halbschattig. Gönnen Sie ihr im eigenen Garten einen breiten Randstreifen, da sie recht groß wird. Ein kleines Wurzelstück, in einem großen Blumentopf gepflanzt, lässt eine schöne Beinwellpflanze erwachen.

GESUNDHEIT

Volksnamen wie Wallwurz, Beinwurz oder Wundallheil deuten bereits auf ihre große Heilwirkung hin. „Wallen" bedeutet so viel wie „zuheilen, zusammenwachsen", besonders von Knochenbrüchen und Wunden. In fast 2000 Jahre alten Aufzeichnungen findet man bereits Hinweis darauf, dass Beinwellwurzelbrei als Auflage bei Knochenbruchen, Quetschungen und Blutergüssen als Umschlag auf die betreffenden Körperteile aufgelegt worden ist.
Die Pflanze wirkt kühlend und ist in der Astromedizin, die eine der Säulen der alten abendländischen Heilkunst bildete, dem Saturn unterstellt. Saturn ist der Herrscher über die Disziplin, unser Lehrer und der Herr der Einschränkungen, und er zeigt uns unsere Ängste. In der Astromedizin steht er zudem für die Knochen und für altersbedingte Erkrankungen.
In der Beinwellwurzel steckt viel Allantoin. Dieses natürliche Allantoin und die im Beinwell befindliche Kieselsäure schätzt man bei der Behandlung von Quetschungen, Stauchungen, Zerrungen und

Blutergüssen sehr. Man nutzt es für die Regeneration von Gewebe und zur Zellneubildung. Auch bei Knochenhautentzündung leistet es gute Dienste. Bei Knochenbrüchen regt es die Kallusbildung an und so wächst der Knochen rasch wieder zusammen.

Ich selbst konnte gute Erfahrungen damit machen. Vor einigen Jahren riss mir das Außenband im Sprunggelenk. Diese schmerzhafte Verletzung wurde von einem riesigen dunklen Bluterguss begleitet. Nachdem ich chirurgisch gut versorgt wurde, holte ich meine Beinwellsalbe und Tinktur aus meiner Hausapotheke und begann die Verletzung unterstützend zu behandeln. Es war schier unglaublich. Die Schmerzen verschwanden genauso rasch, wie der Bluterguss. Mein Chirurg war genauso begeistert wie ich. Etwas später brach ich mir auf der anderen Seite den Knöchel und auch da war sofort klar, was mein Fuß brauchte – Beinwell!

Weiterhin wirkt die Salbe bei Rückenschmerzen, stellt die Beweglichkeit der Gelenke wieder her und ist ein Mittel bei Arthrose. Nicht unerwähnt sollten die im Beinwell befindlichen Pyrrolizidinalkaloide bleiben. Das sind giftige Stoffe, die in größeren Mengen Zellveränderungen hervorrufen können. Deshalb wird heute selbst die äußerliche Anwendung auf unverletzter Haut auf etwa 6 Wochen begrenzt.

In ihrem wissenschaftlichen Lehrbuch der Phytotherapie (2002) schreiben die Mediziner Prof. Dr. Volker Fintelmann und Prof. Dr. Rudolf Weiß: „Allerdings sind auch bei den Gruppen der Komfrey-Esser und der mit Komfrey gefütterten Tiere, die über eine lange Zeit dem vermeintlichen Risiko der karzinogenen Potenz von *Symphytum* ausgesetzt waren, epidemiologisch bisher keine Daten über ein im Vergleich zu Normalpersonen höheres Krebsrisiko bekannt." In standardisierten Beinwellpräparaten ist der Wirkstoff nicht enthalten.

Wurzelpulverumschlag

- *Beinwellwurzelstücke, getrocknet*
- *Leinenstoff*
- *etwas Olivenöl*

In einem Mixer oder einer elektrischen Kaffeemühle können Sie die getrockneten Beinwellwurzeln zu Pulver vermahlen. Dieses Pulver wird mit lauwarmem Wasser und einem Schuss Öl zu einem dicken Brei vermischt und auf ein Stück Leinen gegeben. Dieser Umschlag kann dann auf Hautareale aufgetragen werden und wirkt heilend, schmerzlindernd, abschwellend und entzündungshemmend, z.B. bei Verletzungen und Furunkeln. Bitte nicht auf offene Wunden geben. Die pulverisierten Wurzeln in einem geschlossenen Gefäß dunkel aufbewahren.

Schutzamulett

- *1 Stück Beinwellwurzel, frisch (1–2 cm im Durchmesser)*
- *1 Lederband o. Ä.*

In einem alten Volksglauben heißt es: Wer auf Reisen geht, sollte immer ein Stückchen der getrockneten Beinwellwurzel bei sich tragen, denn die Pflanze solle vor allerlei Gefahren schützen und zudem dafür sorgen, dass das Geld nicht

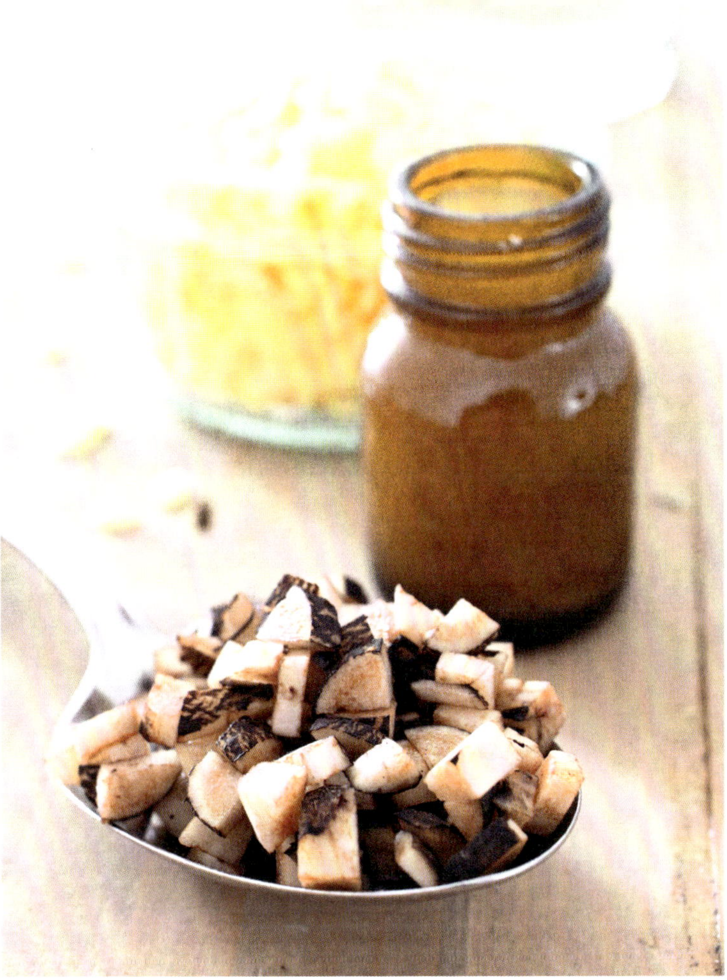

◀ Beinwellsalbe hilft bei Schmerzen im Bewegungsapparat.

zur Neige geht. Versuchen Sie es doch einmal mit einem Schutzamulett aus Beinwellwurzeln.
Schneiden Sie von einer frischen Beinwellwurzel eine etwa 0,5 cm dicke Scheibe ab. Manchmal gibt es Beinwellwurzeln, die bereits ein Loch haben, an dem Sie ein Band befestigen können. Diese Scheibe wird sanft getrocknet, dadurch wird sie ein wenig kleiner. Bohren Sie nach dem Trocknen mit einem kleinen Bohrer ein Loch in das Wurzelstück und fädeln Sie das Band durch. Sie haben nun ein schutzmagisches Wurzelamulett, das durch seine schöne Maserung hübsch aussieht. Es soll die Konzentration fördern und für Geldsegen sorgen.

Beinwellsalbe und -tinktur

Nach den Grundrezepten (siehe Seite 21 und 16) können Sie aus der Beinwellwurzel Salbe und Tinktur herstellen. Diese Salbe und die Tinktur eignen sich bestens für alle Sportverletzungen, für Quetschungen, Zerrungen, Hämatome, Knochenbrüche, Verstauchungen, Gelenkschmerzen und schlecht heilende Wunden und Narben. Bitte auch die Tinktur nur äußerlich anwenden!

Blutwurz, Tormentill

Potentilla erecta

Die Blutwurz ist ein unscheinbares, zartes und kleines Pflänzchen aus der Familie der Rosengewächse mit zauberhaften, kleinen, gelben Blüten. Unter der Erde verbirgt sich in ihrer Wurzel ein Wunderwerk an Heilkraft.

Kleine Pflanze mit großer blutstillender Wirkung

Blutwurz – der Name ist Programm – ist eine kleine zarte Pflanze, deren Wurzel blutrot aussieht und Blutungen stillt. Schneidet man den Wurzelstock an, so kommt es durch den Kontakt mit Sauerstoff zum roten Anlaufen des Wurzelstocks. Getreu der Signaturenlehre zeigt sie uns, was sie kann. Wenn der Darm, die Wurzel des Menschen, blutet, dann nimm' mich, die Blutwurz. So oder so ähnlich könnte sie uns das sagen wollen.
Der Name Tormentill kommt von *tormentum*, was so viel wie „Qual" oder „Marter" heißt. Sicherlich ist damit der Bauchschmerz gemeint, der bei Erkrankungen auftritt, bei denen sie ihr innerliches Einsatzgebiet hat. Auch der wissenschaftliche Name *Potentilla officinalis*, der neben *Potentilla erecta* bekannt ist, bedeutet so viel wie „die heilkräftige Mächtige" und so ist es nicht verwunderlich, dass sie als besonders heilkräftige Pestpflanze galt. So schrieb auch Hildegard von Bingen (1098–1179): „Die Blutwurz ist mehr kalt als warm, und ein Mensch, der überflüssige und giftige, das heißt eitrige Säfte in sich hat, der nehme Blutwurz, und zweimal so viel Brachwurz und zerstoße es zu Saft, und so schütte er das in ein Tongefäß, und darüber gieße er guten und klaren Wein, und so trinke er nach dem Essen und wenn er schlafen geht während fünfzehn Tagen, und es wird ihm für ein Jahr nützen, sodass dieser Trank die überflüssigen und giftigen Säfte vermindert."

VOLKSNAMEN

Die Namen Rotwurz, Bauchwehwurz und Ruhrwurz deuten bei Anwendung in der Volksmedizin auf die in der Wurzel befindlichen „magenfreundlichen" Gerbstoffe hin, wie der Apotheker Mannfried Pahlow in seinem Heilpflanzenbuch (2000)

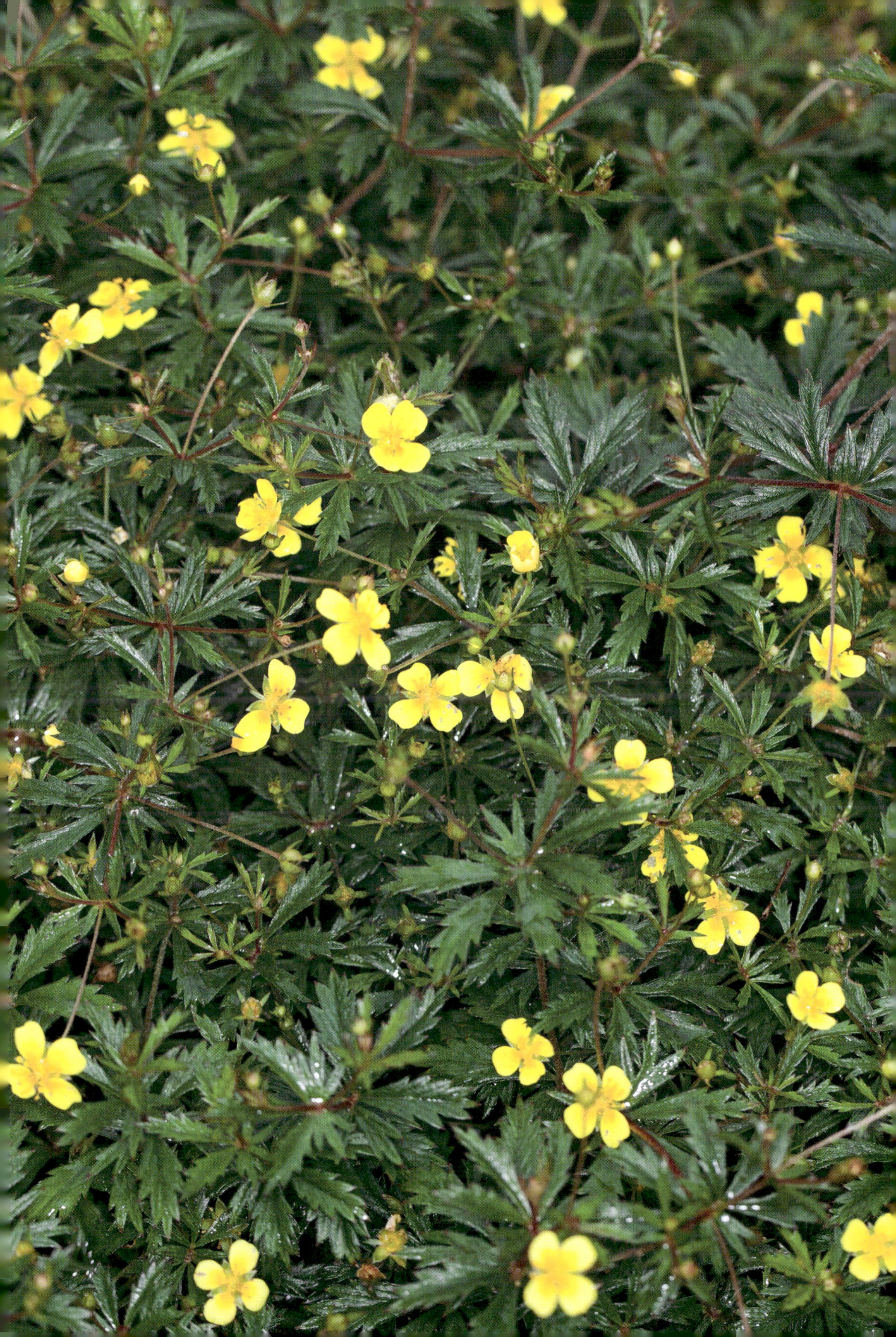

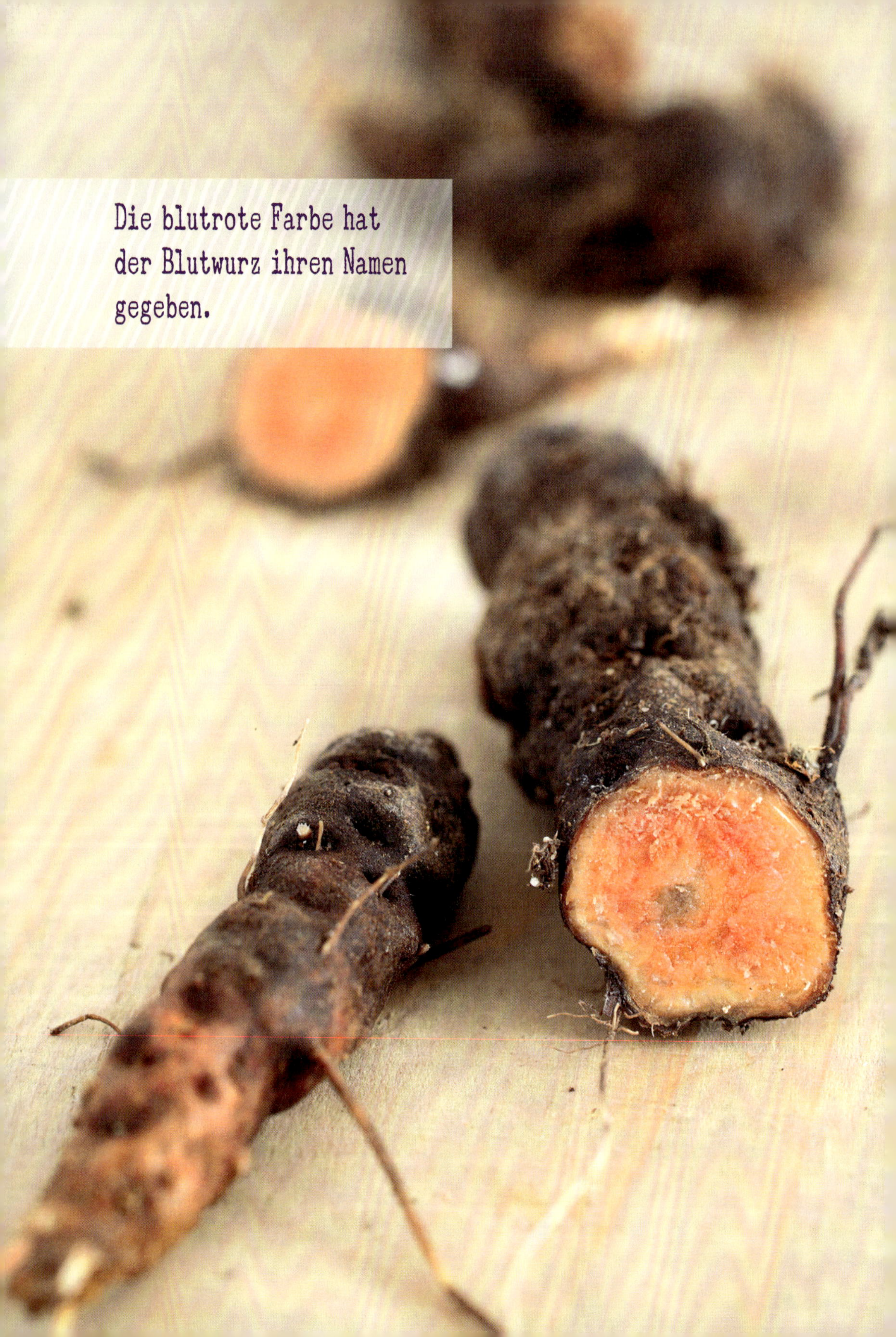

Die blutrote Farbe hat der Blutwurz ihren Namen gegeben.

schreibt. Aber auch Namen wie Birkwurz, aufrechtes Fingerkraut, Potentilla und Dilledapp werden erwähnt.

DIE PFLANZE

Viele Pflanzen in der Gattung der Fingerkräuter haben 5 gelbe Kronblätter und ähneln einander. Die Blutwurz kann man sehr gut von ihnen unterscheiden, da sie nur 4 herzförmige Kronblätter besitzt. Wenn sie auf den Harzer Bergwiesen wächst, muss man sehr genau schauen, um sie nicht zu übersehen. Die ausdauernde Staude hat bis zu 40 cm lange, dünne Stängel, die aufrecht stehen oder niederliegend wachsen. Mitunter bildet sie schöne, satte Polster aus. An ihren zarten Stängeln mit den gefiederten Stängelblättern scheinen die hübschen Blüten fast zu schweben. Sie zeigen sich je nach Standort von Mai bis Anfang Oktober. Die Blutwurz wächst auf Höhenlagen bis zu 2500 m. Sie mag sonnige, auch feuchte Weiden, Wiesen und Hänge sowie Waldlichtungen und Böschungen. Wie Sie beim Graben der Wurzel feststellen können, hat diese zarte Pflanze einen recht großen, fingerdicken Wurzelstock. Dieser verläuft fast waagerecht unter der Erde. So zeigt sich eine stattliche, gelblich- bis rötlichbraune Hauptwurzel mit dicken Knoten, von der viele kleine Wurzelhärchen abgehen. Benutzen Sie vor allem die dicke Hauptwurzel.

ANBAUEN UND ERNTEN

Ein Anbau im eigenen Garten ist sehr zu empfehlen. Nicht nur, weil die Pflanze im eigenen Kräuterbeet hübsch anzusehen ist, sondern auch weil die Zubereitungen aus der Pflanze zwar sehr heilkräftig, aber nur kurzzeitig haltbar sind: Die Gerbstoffe in der Blutwurz halten sich in Zubereitungen oder pulverisiert nicht länger als 1 Jahr. Durch den eigenen Anbau sorgen Sie immer für Nachschub. Die Blutwurz gedeiht gut an moorigen Standorten, also auf feuchten und mäßig sauren Böden. Sie bevorzugt Magerwiesen, Weiden, Heiden und Niedermoore. Ernten Sie die Wurzel im Herbst. Nach dem Waschen trocknen Sie die Wurzel schnell, gerne auch in der Herbstsonne.

GESUNDHEIT

So zart sich das Pflänzchen auf den Wiesen zeigt, so groß ist ihre Wirkung. Blutwurz ist die Gerbstoffpflanze Nr. 1. Die in der Wurzel reichlich vorhandenen Gerbstoffe (bis zu 20 %) werden schon in alten Kräuterbüchern als guter Blutstiller benannt. Früher gab man das Wurzelpulver in stark blutende Wunden, um die Blutung bei Mensch und Tier zu stillen. Heute nutzt man die Gerbstoffe innerlich bei Durchfällen und äußerlich zur Wundheilung. Sie wirken zusammenziehend, entzündungshemmend, keimhemmend, stark blutstillend, juckreizlindernd, pilzfeindlich, wundheilend und austrocknend. Ich habe selbst gute Erfahrungen mit dem Wurzelpulver bei akuten Darmerkrankungen mit schweren Durchfällen und Erbrechen auf Fernreisen machen dürfen. Um solche und sogar blutige Durchfälle zu stoppen, rührt man das Wurzelpulver mehrmals täglich messerspitzenweise mit etwas Tee auf. Vorsichtig sollten magenempfindliche Personen und Menschen mit Reizmagen damit umgehen, die Gerbstoffe wirken austrocknend. Dosieren Sie dann evtl. die Blutwurzprodukte sanfter. Die Volksmedizin verwendet die Wurzel der Blutwurz auch als zusammenziehendes Spül- und Gurgelmittel bei Erkrankungen im Mund- und Rachenraum, nach Zahnextraktionen, bei Kehlkopfentzündungen und Entzündungen der Mundschleimhaut. Aufgrund ihrer keimhemmenden Kräfte nutzt man sie äußerlich als Wundheilmittel ebenso wie als pilzfeindliches Mittel. Dazu kann die Wurzeltinktur verdünnt werden (1 Teil Blutwurztinktur auf 10 Teile Wasser). Blutwurz ist ebenso ein geeignetes Mittel, um in der Frauenheilkunde Unterleibsblutungen zu beruhigen, wie Margret Madejsky im *Lexikon der Frauenkräuter* (2008) beschreibt.

▼ Blutwurztinktur eignet sich verdünnt als Gurgelwasser.

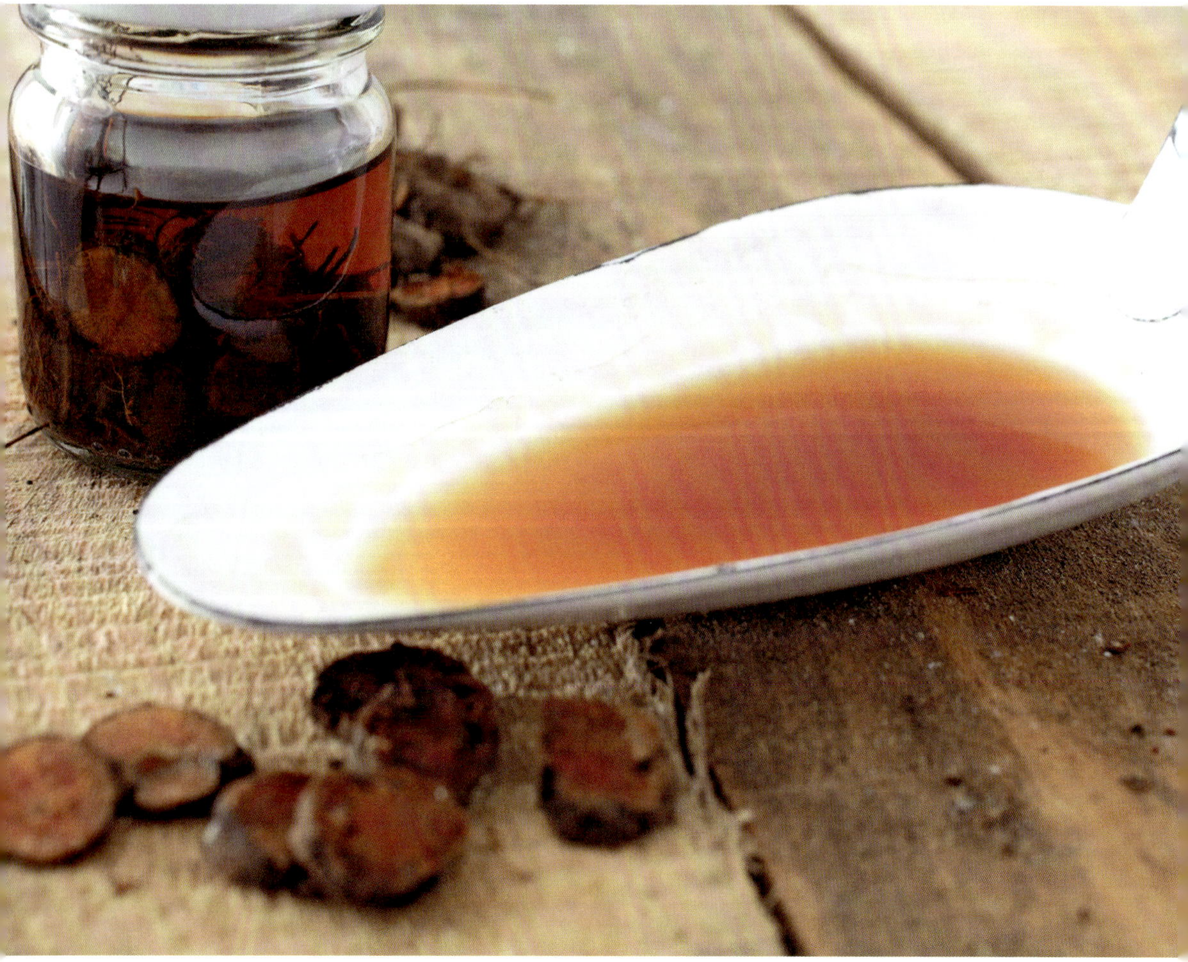

Blutwurztee

- *1 TL Blutwurzwurzel-Stücke, getrocknet*
- *1 Tasse Wasser*

Bringen Sie 1 TL der klein geschnittenen Wurzel mit 1 Tasse kaltem Wasser zum Kochen. Bitte nur kurz kochen lassen und gleich abgießen, da sonst die heilkräftigen Gerbstoffe zerstört werden.
Bei Durchfallerkrankungen 3 × tägl. 1 Tasse trinken. Nicht länger als 1 Woche anwenden, da der Tee die Schleimhäute sehr austrocknet.

Blutwurztinktur

- *Blutwurzwurzel, frisch oder getrocknet*
- *40- bis 50%iger Alkohol (Wodka, Korn oder Obstbrand)*

Schneiden Sie die Blutwurzwurzel in kleine Stücke, geben Sie diese in ein Glas und übergießen Sie sie mit dem Alkohol. Alle Stücke sollten gut bedeckt sein. Stellen Sie nun das Glas für etwa 2 bis 3 Wochen an einen warmen Platz und schütteln Sie es täglich. Filtern Sie dann die Tinktur ab und geben Sie sie in ein dunkles Tropffläschchen. Diese Tinktur können Sie bei Durchfall oder zur Blutstillung innerlich einnehmen. Dosierung: 3 × tägl. 20 Tropfen.
Sie eignet sich auch als Spülung oder Pinselung bei Entzündungen im Mund- und Rachenraum oder bei nässenden, schlecht heilenden Wunden sowie bei Pilzerkrankungen. Dafür verdünnen Sie die Flüssigkleit 1 : 10 mit Wasser. Auch in der Tierheilkunde kann sie äußerlich Verwendung finden.

Blutwein

- *30 g Butwurzwurzel, frisch*
- *1 l Rotwein*

Geben Sie die zerkleinerten Wurzeln in ein Glas oder eine Flasche und übergießen Sie diese mit dem Rotwein. Lassen Sie die Wurzeln für etwa 1 Woche im Rotwein ziehen, gießen Sie dann ab und kochen Sie den Wein für wenige Minuten auf. Traditionell wird dieser Wein zur Herzstärkung getrunken. Nehmen Sie 1 kleines Gläschen vor dem Zubettgehen ein.

Blutwurzsalbe

- *20–30 ml Blutwurzwurzel-Tinktur*
- *20 g Bienenwachs*
- *100 ml Olivenöl*

Um aus der Blutwurz eine Salbe herzustellen, muss man einen kleinen Trick anwenden. Die Gerbstoffe lösen sich nicht im Öl, welches aber die Grundlage der Salbe ist. Deshalb stellt man zuerst eine Tinktur her (siehe Seite 16), um diese dann in eine Salbengrundlage einzuarbeiten.
Erwärmen Sie das Öl in einem kleinen Topf auf etwa 60 °C, fügen Sie das Bienenwachs hinzu und lösen Sie es unter ständigem Rühren im Öl auf. Achten Sie bitte darauf, dass das Öl nicht zu heiß wird.
Wenn das Bienenwachs geschmolzen ist, nehmen Sie den Topf von der Kochstelle und geben Sie die Blutwurztinktur langsam unter ständigem Rühren dazu.
Die Salbe eignet sich bei Hämorrhoiden, rauen Händen, nässenden Ekzemen und zur Wundheilung.

Braunwurz

Scrophularia nodosa

Wie oft ist man schon an der Braunwurz vorbeigegangen, ohne sie zu bemerken? Aber wie unscheinbar sie auch im Gebüsch stehen mag, sie wird doch von den älteren Bewohnern der Oberharzer Berge als Heilmittel sehr hoch geschätzt und gern verarbeitet.

Unscheinbar, aber kraftvoll mit starkem Geruch

Bei Spaziergängen durch unsere Harzer Wälder, besonders in der Nähe von Buchen, wächst eine unscheinbare Pflanze: die Braunwurz. Liebevoll wird sie von den älteren Bewohnern der Oberharzer Gegend auf Plattdeutsch *Brunwurz* genannt und immer noch viel benutzt, obwohl sie in der modernen Heilpflanzenkunde keine Rolle mehr spielt. Sie hat bräunlich-gelbe, eher unspektakuläre Blüten, die wie kleine Rachen aussehen. Aber dieses Unscheinbare trügt: Wenn man ein Blatt zwischen den Fingern zerreibt, entströmt ihr ein wahrhaft unangenehmer, ja sogar modriger Geruch, der nichts Gutes ahnen lässt und ihr düsteres Aussehen noch unterstützt.

VOLKSNAMEN

Namen wie Feigwurzel, Rotharnkraut, Nachtgewächs, Skrofel, Sauerwurz oder Drüsenwurz deuten auf ihre Anwendung in der Volksheilkunde hin. Man beobachtete bei Weidetieren, die die Pflanze gefressen hatten, dass es zu Blutharnen kam, daher der Name Rotharnkraut. Das lateinische Wort *Scrofulae* bezeichnet Halsdrüsen und deren Geschwülste, die Skrofeln.

DIE PFLANZE

Die Braunwurz ist am Wegesrand oft recht unauffällig und erinnert an eine Brennnessel. Schon Leonhart Fuchs schrieb in seinem Kräuterbuch von 1543: „Die Braunwurz ist mit seinem stengel und blettern der Nessel nit ungleich / doch seind die bletter ettwas gletter / und eins starcken geruchs / in sonderheyt so mans zerreibt.“
Die Knotige Braunwurz gehört zur Familie der Braunwurzgewächse. Die ausdauernde

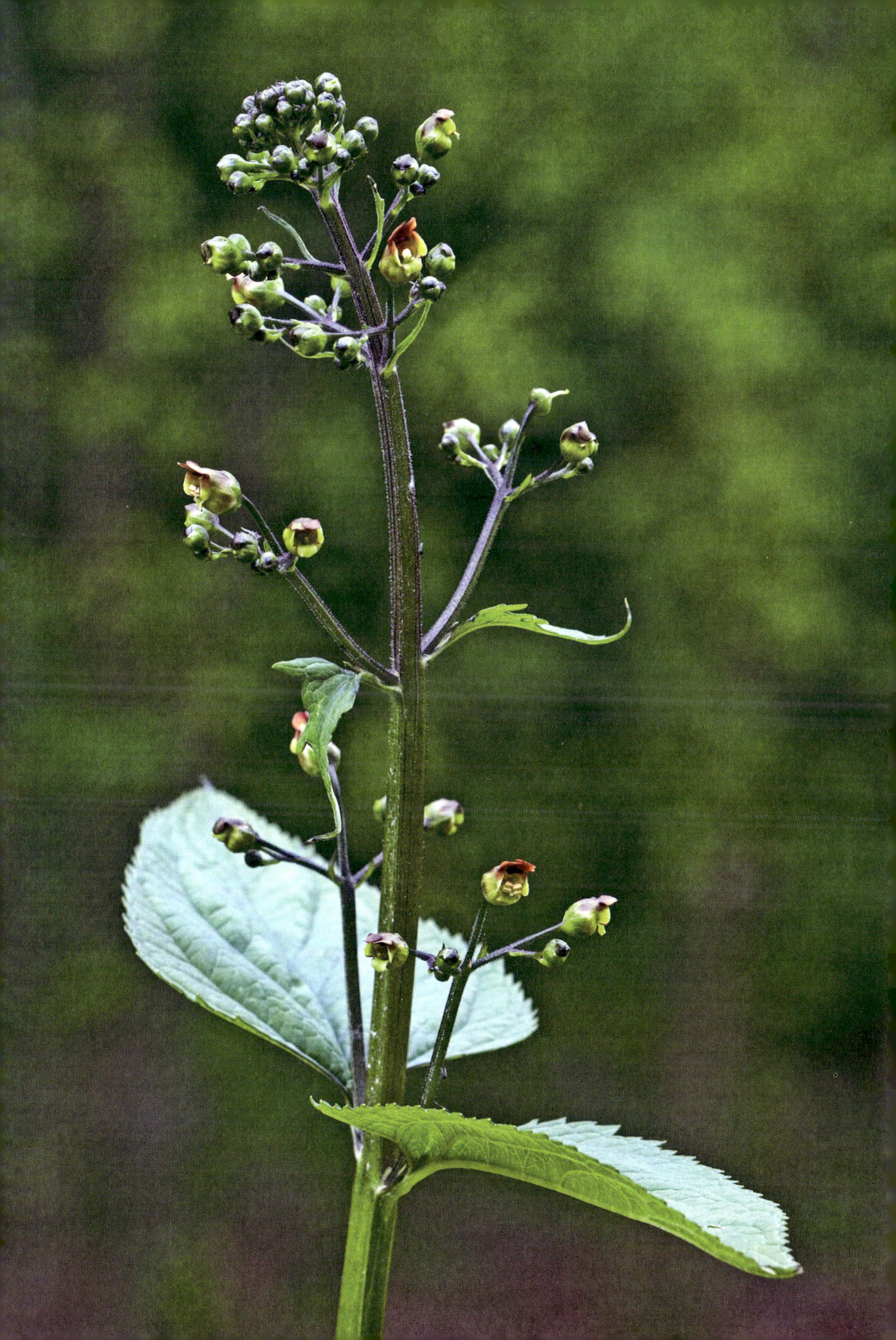

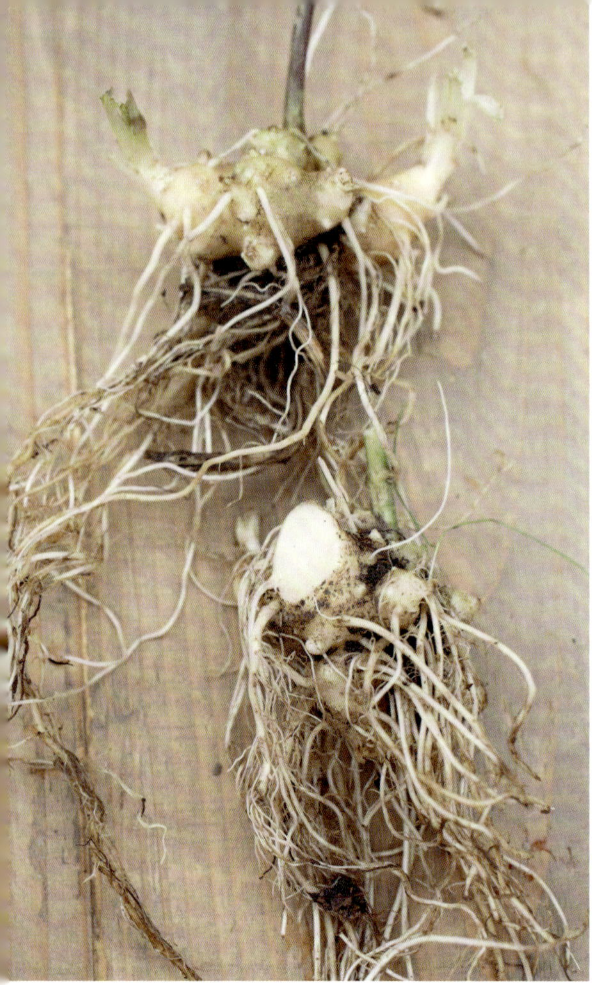

▲ Braunwurz hilft auch bei Pilzerkrankungen.

Pflanze wird bis zu 1 m hoch und liebt feuchte Wegränder, Waldränder und Gebüsche. Dort steht die unscheinbare Pflanze und zeigt von Juni bis August ihre düsteren, kleinen Blüten. Sie hat einen aufrechten, vierkantigen Stängel, mit leicht gesägten, gegenständigen Blättern. Gräbt man im Herbst die Wurzel, wird man erstaunt sein: Sie zeigt sich uns mit einem hellen, fast weißen, waagerechten Wurzelstock, der aneinandergereihte, knotenartige Verdickungen präsentiert. Diese Aneinanderreihung erinnern den Signaturenkundigen an geschwollene, verhärtete Lymphknoten.

ANBAUEN UND ERNTEN

Die Braunwurz liebt feuchte, nährstoffreiche Böden sowie einen sonnigen bis halbschattigen Standort. Wenn Sie die Pflanze in der Natur erleben möchten, halten Sie an feuchten Wald- und Wegrändern nach ihr Ausschau.
Die Wurzel erntet man am besten im Herbst, damit keine Verwechslungen auftreten können. Der Anbau im Garten ist eher ungewöhnlich.

GESUNDHEIT

Der Apotheker Mannfried Pahlow (2000) verwendet den Aufguss (Tee) der oberirdischen Teile der Braunwurz bei einer Reihe von Hauterkrankungen äußerlich, so bei Akne und bei Ekzemen. Aufgrund der Signatur, dem Aussehen des Wurzelstockes und der Blüten, nutzte man die Wurzel in der Volksheilkunde bei Erkrankungen der Lymphe, der Mandeln und der Schilddrüse sowie bei Hämorrhoiden.
Die Wurzel der Braunwurz wurde bei verschiedenen Haut- und Gesichtserkrankungen mit Schwellungen und Geschwüren angewendet. Das Wort Skrofeln (Skrophulose) war ein im Mittelalter verwendetes Wort für verschiedene Erkrankungen unter anderem auch mit geschwollenen Lymphknoten. Diese hat man früher oft als „Drüsen“ bezeichnet.
Da die Pflanze schwach giftig ist, bitte nicht innerlich anwenden, sondern auf homöopathische Verarbeitungen ausweichen.
Astrologisch wird die Braunwurz dem Saturn und dem Mond zugeordnet.

Braunwurzumschläge

- *Braunwurzwurzeln, frisch oder getrocknet*
- *Wasser*

1 TL saubere frische oder getrocknete Wurzeln der Braunwurz mit 1 großen Tasse Wasser kurz aufkochen, für 5 bis 10 Minuten sanft köcheln lassen und abseihen.
Der Sud wird für Umschläge oder Spülungen verwendet, z.B. bei Hauterkrankungen oder schmerzhaften Lymphknotenschwellungen.

Braunwurzsalbe

- *1 EL zerkleinerte Braunwurzwurzeln, frisch*
- *100 ml Ringelblumenöl (Ölmazerat aus Olivenöl und Ringelblumen)*
- *100 ml Johanniskrautöl (Ölmazerat aus Olivenöl und Johanniskraut)*
- *20 g Bienenwachs, biologisch*
- *20 g Palmfett, biologisch*

Waschen Sie die Wurzel der Braunwurz gründlich, schneiden Sie sie klein und geben Sie die Teile in einen Topf mit den beiden Ölen. Erwärmen Sie das Wurzel-Öl-Gemisch über Nacht immer wieder sanft. Es darf nicht zu heiß werden. Seihen Sie die Wurzeln ab. Lösen Sie nun im Auszugsöl Wachs und Palmfett. Wenn alle Bestandteile aufgelöst sind, füllen Sie die Salbe in Döschen ab. Schließen Sie den Deckel erst, wenn die Salbe gut abgekühlt ist.
Die Salbe eignet sich bei geschwollenen Lymphknoten und bei Hautproblemen. Bitte nicht auf offene Wunden geben.

Braunwurztinktur

- *Braunwurzwurzeln, frisch*
- *40%iger Alkohol (Wodka oder Obstbrand)*

Die frischen Wurzeln der Braunwurz gründlich säubern, klein schneiden bzw. mörsern. In ein helles Glas geben und mit dem Alkohol übergießen. Für etwa 4 Wochen an einen hellen, warmen Platz stellen und täglich schütteln. Nach dieser Zeit durch ein Teesieb oder einen Teefilter abseihen und in dunkle Fläschchen füllen. Die Tinktur kann bei geschwollenen Lymphknoten als Umschlag in Wasser verdünnt angewendet werden. Bitte nur äußerlich!

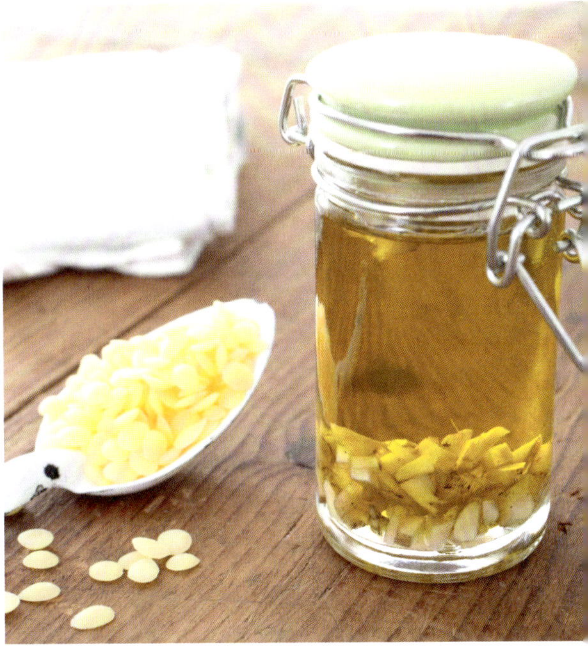

▲ Braunwurzsalbe lindert bei geschwollenen Lymphknoten.

Brennnessel

Urtica dioica

Die Brennnessel kennt wohl jeder. Was für eine Allerweltspflanze! Aber sie ist eine ganz Große, wenn es um die Heilkunde geht. Sie hilft in vielen Lebenslagen und ein Tee aus Brennnesseln kann wahre Wunder wirken.

Die Wehrhafte unter den Pflanzen

Die Brennnessel zu beschreiben ist fast überflüssig – wer kennt sie nicht?

„Wer scheu die Nessel streift,
dem brennt davon die Hand;
Wer derb ihr Blatt ergreift,
Dem weckt sie keinen Brand“
(Friedrich Rückert, Rückertsche Verse)

Das weiß wirklich jeder: Was die Brennnessel am meisten in Verruf bringt, sind ihre Brennhärchen. Aber es geht auch ohne zu Brennen, wie im Vers oben beschrieben, nämlich wenn man sie fest anpackt und damit bereits einen Großteil der Härchen zerstört. Grundsätzlich ist die Richtung beim Anfassen der Nessel nicht unwesentlich. Die Härchen stehen vom Stängel der Pflanze nach außen und wer die Nessel von unten nach oben berührt, bemerkt, dass sie gar nicht brennt, sondern sich eher pelzig anfühlt. Die brennende Wirkung konnte man sich früher, vor der Erfindung des Mikroskops, nicht erklären. Heute weiß man, dass bei einer Berührung der Brennhaare deren Köpfchen abbrechen und einen Giftstoff freigeben, der in unseren Körper eintritt und dann einen brennenden Schmerz und eine rote Quaddel hinterlässt. Die Brennnessel trägt Gifte in sich, die auch bei Tieren vorkommen, so Bienen- und Schlangengift, Histamin, Serotonin und Ameisensäure.
Im alten Volkglauben, in der Volksarznei sowie in der Volkspoesie spielte die Brennnessel eine große Rolle. Nicht zuletzt brachte man sie immer wieder mit der Liebesleidenschaft in Verbindung, wegen des Brennens, das so sehr brennt, wie die Glut im Herzen. Das altdeutsche Manuskript der „Sprache der Blumen“ sagt: „wer heiß brennende Liebe im Herzen fühlt, soll die sengende Nessel tragen“. Zum Liebeszauber wurde freitags noch vor Sonnenaufgang eine Brennnessel im Namen der geliebten Person mit Salz bestreut, dann

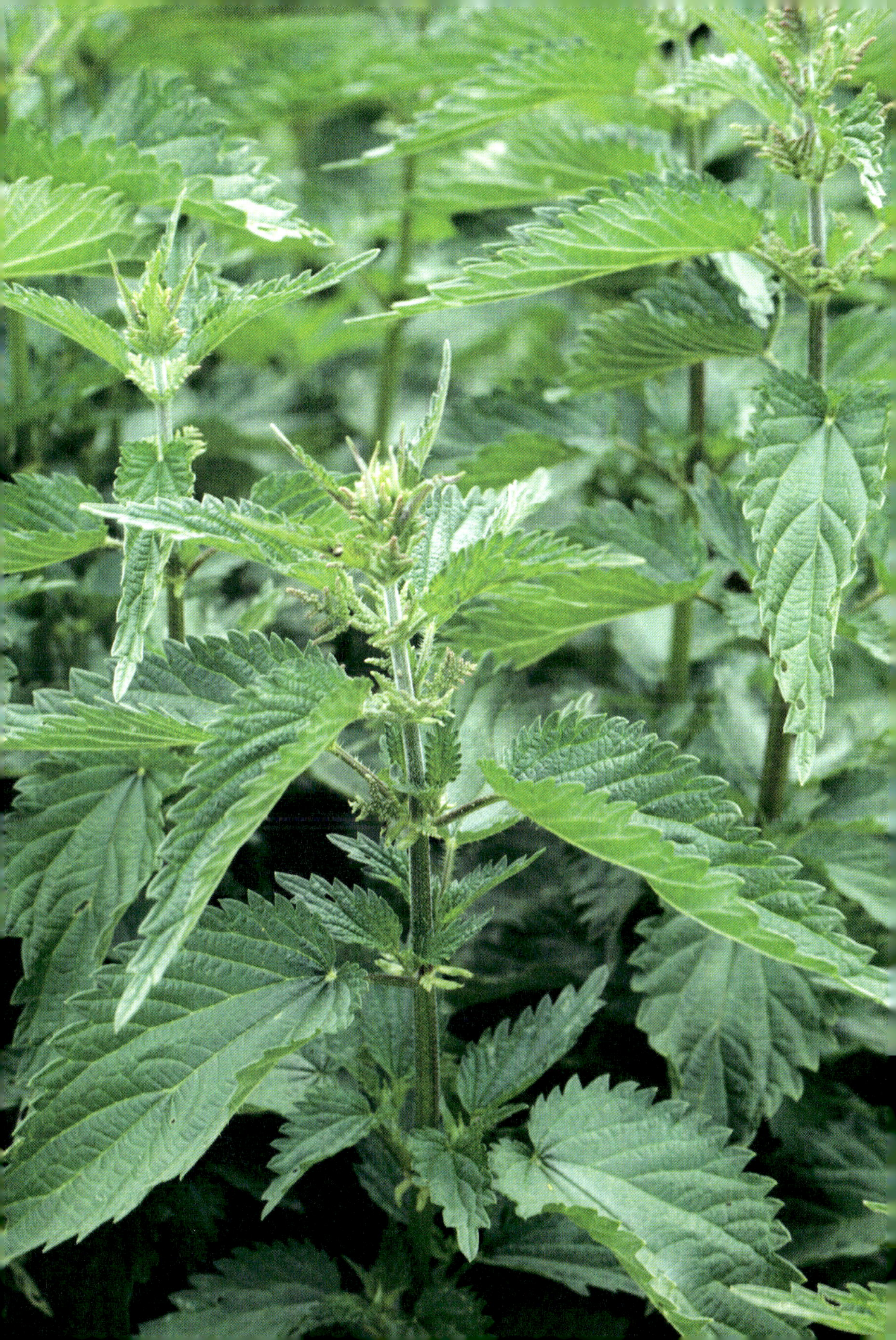

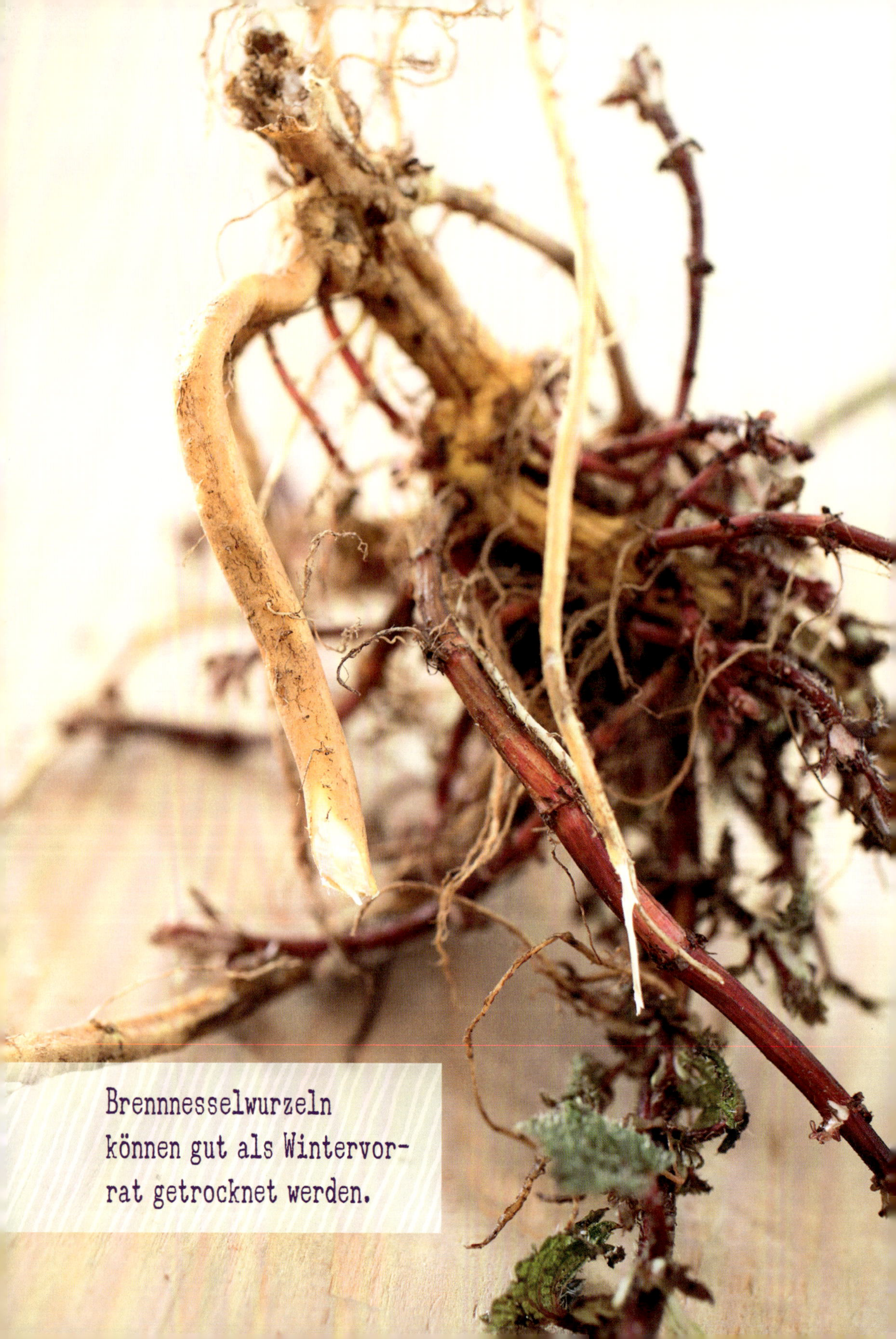

Brennnesselwurzeln können gut als Wintervorrat getrocknet werden.

nach dem Sonnenaufgang ausgegraben und auf glühenden Kohlen unter Hersagen einer Formel verbrannt, mit dem Inhalt, dass jene Person brennen solle wie diese Nessel, bis sie erweiche oder zerschmolzen sei.
Die Brennnessel galt auch als dämonisches Mittel im Milch- und Stallzauber und wurde gegen Hexen besonders in der Walpurgisnacht eingesetzt.
In meinem Bauerngarten dürfen Brennnesseln natürlich nicht fehlen, denn so habe ich schon im zeitigen Frühjahr ein gutes Heilmittel vorrätig. Im Frühling ernte ich die jungen, zarten Blätter für Smoothies, im Sommer trinke ich Tee aus den Blättern, etwas später sammle ich die Samen als „Fitmacher und Powermittel" für den Winter, und wenn sich das Kräuterjahr dem Ende zuneigt, grabe ich die Wurzeln für Tinkturen oder Tee. Der andere Grund, warum die Brennnessel in meinem Garten bleiben darf, ist, dass sich die Raupen von Schmetterlingen, wie dem Kleinen Fuchs und dem Tagpfauenauge, und etwa 50 andere Schmetterlingsarten an den Brennnesseln laben. Außerdem vermehren die Brennnesseln die Erträge meiner Obstgehölze und steigern die Menge des ätherischen Öls meiner Duftpflanzen.
Auch als Nutzpflanze ist sie bekannt, da aus ihren Fasern Seile und Fäden gemacht wurden.

VOLKSNAMEN

Haarnessel, Hanfnessel, Donnernessel, Saunessel, Gänsenessel, Jucknessel, Männerlieb, Männertreu, Samennessel, Teufelskraut

DIE PFLANZE

Was soll man zur Pflanzenbeschreibung erwähnen – gibt es jemanden, der die Brennnessel nicht kennt? Nein, ich glaube nicht. Sie ist eine krautige, ausdauernde Pflanze, die etwa 70 cm hoch werden kann und reichlich Brennhärchen besitzt, die sie vortrefflich nutzt, um sich zu verteidigen. Sie wächst gern dort, wo sich Hinterlassenschaften von Mensch und Tier finden. Sie liebt stickstoffhaltige Böden und ist dafür eine Zeigerpflanze. Die beiden Arten, die Kleine Brennnessel (*Urtica urens*) und die Große Brennnessel (*Urtica dioica*), haben in der Pflanzenheilkunde die gleiche Wirkung.

ANBAUEN UND ERNTEN

Die Pflanze bedarf keiner großen Pflege – die meisten Gärtner reißen sie aus, weil sie so einen starken Ausbreitungsdrang hat, wobei ihr der reich verzweigte kriechende Wurzelstock hilft. Die jungen Blätter werden im März, im Monat des Mars gesammelt, die Samen im Spätsommer und die Wurzeln können wahlweise im zeitigen Frühjahr oder im Herbst aus der Erde genommen werden. Gut gewaschen werden sie schnell an der Luft getrocknet oder frisch zu einer Tinktur verarbeitet.

GESUNDHEIT

In früheren Zeiten nutzte man die Brennnessel mit ihren Brennhärchen nach der Signaturenlehre bei „stechenden Erkrankungen". So legten sich Menschen mit starken Schmerzen, z.B. bei Gicht und Rheuma, nackt in Brennnesseln bzw.

schlugen mit Brennnesseln auf schmerzende Gelenke ein. Nachdem der erste Schmerz dieser rabiaten Methode vorbei war, kam es zu einer starken Durchblutung und die betreffenden Stellen fühlten sich wohlig warm an.
Die Samen nutzte man in alten Zeiten für Liebestränke. Noch immer können sie für solche Dinge hilfreich sein, denn die in den Samen enthaltenen Hormone bringen Kraft und geben Energie. Sie entfachen das Lebensfeuer in uns und wirken bei Erschöpfung und Schwächezuständen.
Die Brennnessel hat einen ausdauernden Wurzelstock (Rhizom), der verholzt. Aus ihm entstehen viele waagerecht kriechende Ausläufer, an denen feine Härchen wachsen. Die Wurzel der Brennnessel hat eine gelbe Färbung, welche durch den hohen Anteil an Carotinoiden bedingt ist. Die in der Wurzel befindlichen hormonähnlichen Stoffe sind nicht nur bei Prostatabeschwerden des Mannes, sondern auch bei Myomen der Frau hilfreich. Auszüge aus der Wurzel werden traditionell bei Prostatavergrößerung angewendet. Außerdem wirken sie entzündungshemmend und wohltuend auf die Unterleibsorgane der Frau. Man nutzt sie auch bei Reizblase. Eine kurmäßig angewendete Tinktur kann helfen, des Nachts ohne größeren Harndrang durchzuschlafen. Brennnesselwurzel-Tee hilft bei Haarausfall, übermäßigen Kopfschuppen und bei stumpfem Haar.
Durch ihre entgiftenden Eigenschaften ist die Brennnessel ein gutes durchspülendes Mittel bei Blasen- und Nierenerkrankungen sowie bei Hauterkrankungen und sie wirkt sehr blutreinigend.

Im seelischen Bereich hilft eine Tinktur Menschen, die nicht Nein sagen können, wehrhafter zu werden und sich abzugrenzen. Gerade so, wie es uns die Brennnessel vormacht. Dr. Ursula Stumpf schreibt: „Sie aktiviert die innere Kriegerin“. Die Brennnessel ist eine hervorragende Eisenlieferantin und sie enthält sehr viele weitere Mineralstoffe und Vitamine. Außerdem hat die Brennnessel einen sehr hohen Anteil an Chlorophyll. Dadurch kann u.a. genügend Sauerstoff ins Blut gelangen. Allerdings nutzt man dazu die jungen Blätter, nicht die Wurzel.

Brennnesseltinktur

* *Brennnesselwurzeln, frisch*
* *40- bis 50%iger Alkohol (Obstbrand, Weingeist oder auch Korn bzw. Wodka)*

Waschen Sie die Brennnesselwurzeln nach dem Graben gründlich ab. Schneiden Sie die Wurzeln danach in ganz kleine Stücke und geben Sie diese in ein helles Glas mit Deckel. Füllen Sie das Glas zu gut 2/3 mit Wurzeln auf und gießen Sie den Alkohol darüber. Stellen Sie das Glas für etwa 4 Wochen an einen warmen Platz und schütteln Sie täglich. Danach abseihen und dunkel stellen.
Die Tinktur wird bei Reizblase (3 × tägl. 10 Tropfen) oder nächtlichem Harndrang (abends 20 bis 30 Tropfen) angewendet.

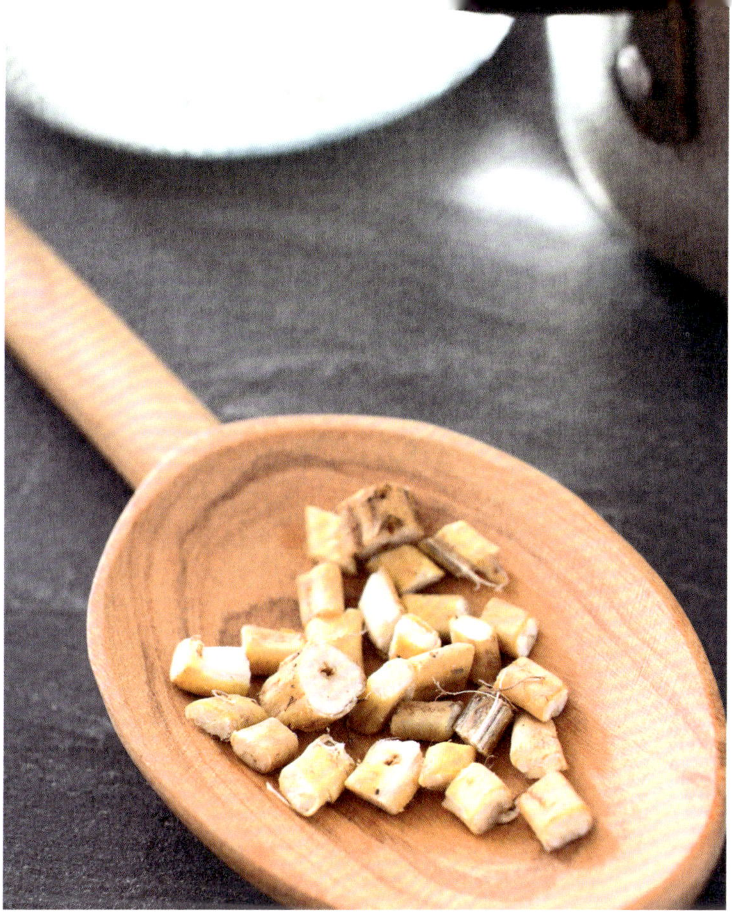

◂ Der Brennnesselwurzelessig tut der Kopfhaut gut.

Brennnesselwurzel-Essig bei Haarausfall

- *2–3 EL Brennnesselwurzeln, frisch*
- *500 ml Wasser*
- *250 ml Bio-Apfelessig*

Geben Sie die gesäuberten und klein geschnittenen Brennnesselwurzeln in einen Topf, gießen Sie das Wasser und den Essig darüber und lassen Sie alles für etwa 10 Minuten sanft köcheln. Diesen Sud in eine Flasche füllen und damit möglichst 1 × täglich die Kopfhaut massieren.
Mit dem Tee der Brennnesselwurzeln kann man ebenfalls bei Haarproblemen die Kopfhaut massieren bzw. den Tee als letzte Spülung nach der Haarwäsche benutzen.

Tischgewürz mit Brennnesselwurzeln

- *Brennnesselwurzeln, getrocknet*
- *Engelwurzwurzeln, getrocknet*
- *Galgantwurzeln, getrocknet*
- *Löwenzahnwurzeln, getrocknet*

Die trockenen Wurzelstücke in einem Mixer pulverisieren und zu gleichen Teilen mischen. Die Mischung nutzt man zum Würzen von Speisen oder als sanfte Form einer Medizin, die bei jeder Einnahme die Verdauung ankurbelt.
Wer mag, kann auch ein Steinsalz unter das Wurzelpulver mischen.

Engelwurz

Angelica archangelica, Angelica sylvestris

Eine Majestät in meinem Kräutergarten: kraftvoll, königlich und heilkräftig zugleich. Bei der Engelwurz kann ich mich oft nicht entscheiden, ob ich einen Teil von ihr verarbeiten möchte, einfach weil sie so ein schönes Bild im Garten bietet.

Ein Engel in Pflanzengestalt

Wenn eine Pflanze einen so wundervoll klingenden Namen bekommen hat, dann muss das eine ganz besondere Pflanze sein, ein Engel in Pflanzengestalt (lat. *angelicus* = engelhaft, *archangelus* = Erzengel). Und genauso ist es. Die majestätische Engelwurz, von der ein wahres Leuchten ausgeht, ist eine sehr heilkräftige Pflanze. Aufrecht und stolz steht sie inmitten ihrer Pflanzengeschwister. Oft überragt sie die anderen Pflanzen mannshoch und macht mit ihrer wunderschönen, weiß-grünlichen Doldenblüte auf sich aufmerksam. In der Gegend, in der ich zu Hause bin, im Harz, wächst die Wald-Engelwurz häufig.

VOLKSNAMEN

Seit dem 14. Jahrhundert wird sie in Klostergärten kultiviert. Ihre alten Volksnamen wie Brustwurz, Angstwurz, Theriakwurz und Giftwurz deuten bereits auf ihre vielfältige Verwendung hin. Auch sind Namen wie Heiligengeistwurz, Heiligenbitter, Bachrohr, Liebes-, Zauber- und Glückenwurz bekannt.

DIE PFLANZE

Die Engelwurz ist ein stattliches Gewächs, das über 2 m groß werden kann. Die zweijährige Pflanze erreicht diese Höhe aber erst im zweiten Jahr. Im ersten Jahr bildet sie ihre wohl geformten und 1- bis 3-fach gefiederten Blätter aus. Im zweiten, manchmal auch erst im dritten Jahr schiebt sie ihren Stängel nach oben, welcher hohl, meist im oberen Teil rötlich und mit einer Art „Raureif" überzogen ist. Im Hochsommer entwickeln sich die kugeligen doldigen Blütenstände mit den grünlich-weißlichen Blüten. Die ursprünglich aus Island stammende Pflanze findet man an Bachufern und Wegesrändern.
Da sie eine Vertreterin der Doldengewächse ist, sollte man sich etwas mit der Pflanzensystematik beschäftigen, um sie gefahrlos

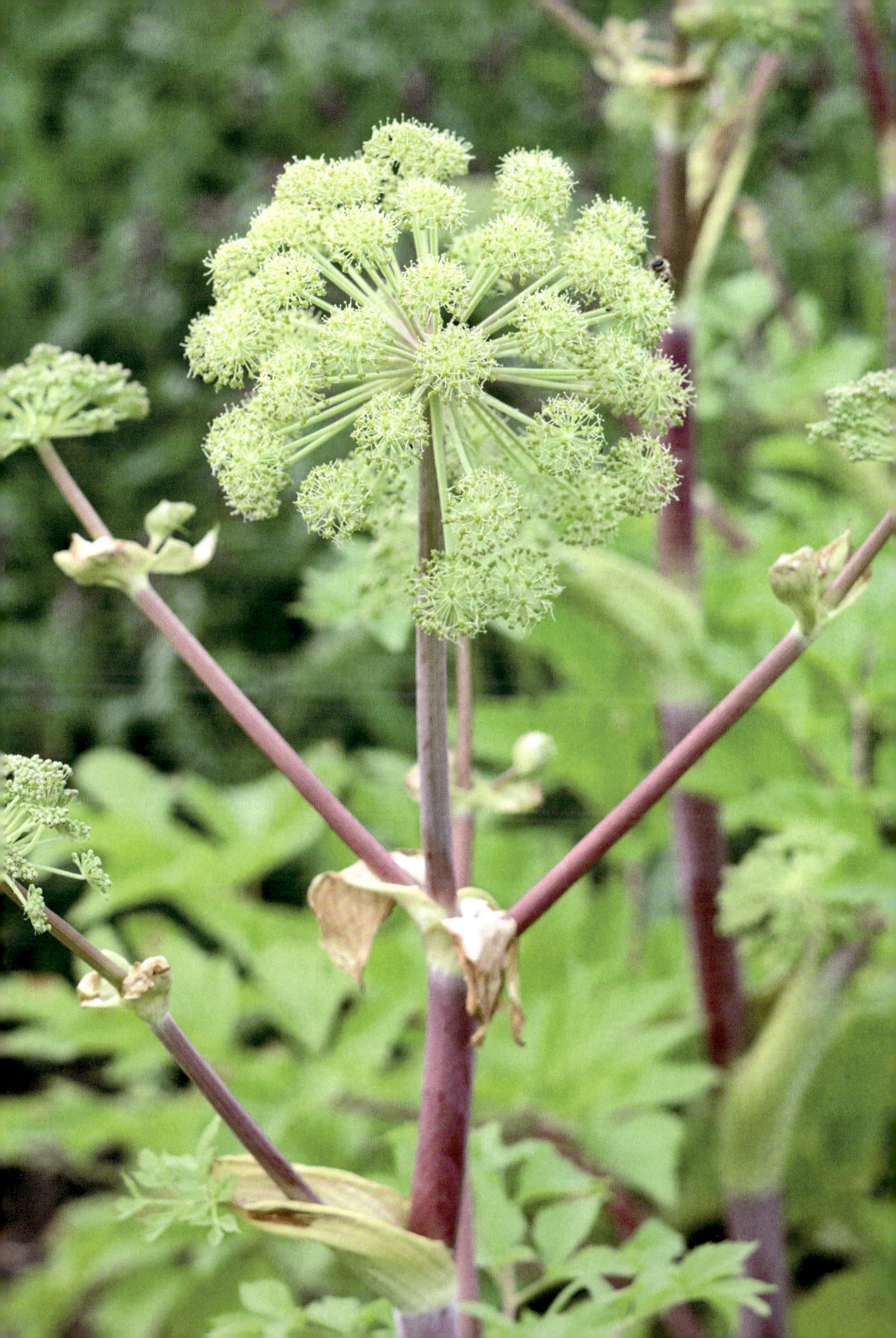

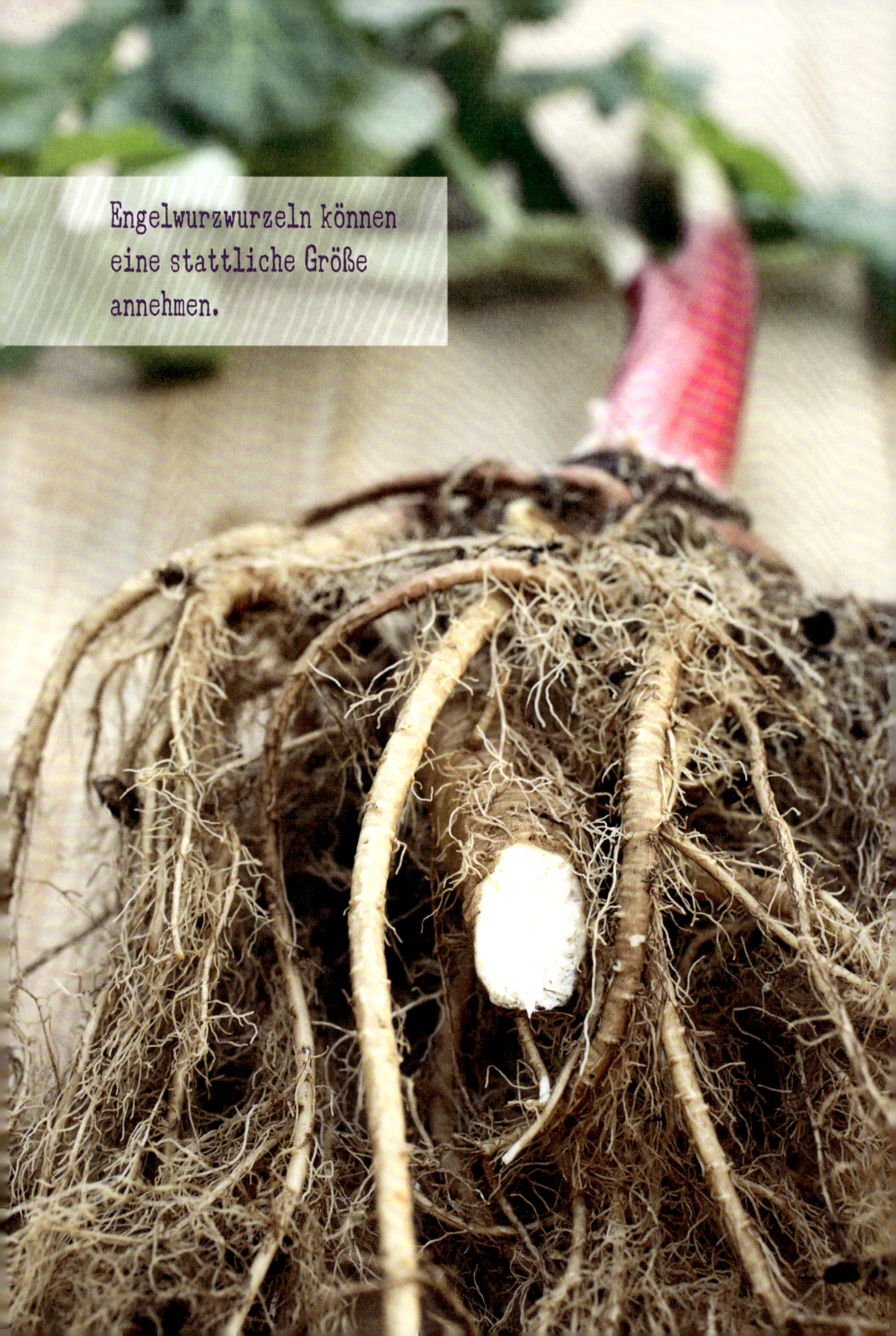

Engelwurzwurzeln können eine stattliche Größe annehmen.

ernten zu können. Möglich ist auch, sie im eigenen Garten aus Samen zu ziehen, um sie kennenzulernen. In der Pflanzenfamilie der Doldenblütler gibt es einige tödlich giftige Familienmitglieder, wie den Schierling oder den schwach giftigen Betäubenden Kälberkropf, mit denen man sie nicht verwechseln darf. Diese Pflanzenfamilie hält aber auch wahre Schätze bereit, wie den Fenchel, den Kümmel und den Anis. Wer die Engelwurz einmal genau betrachtet hat, wird sie immer wieder erkennen und feststellen, dass sie sehr leicht von ihren giftigen Familienmitgliedern zu unterscheiden ist. Ihre große Gestalt, der runde, hohle und aufrechten Stängel, die rötliche Färbung am Stängel, die Blattform, der aromatisch-bittere, scharfe Geschmack und nicht zuletzt der würzig frische Duft machen sie zu etwas ganz Besonderem.

ANBAUEN UND ERNTEN

Die Engelwurz liebt feuchte Böden und Licht. Die frischen Samen lagern Sie im Spätsommer nicht ein, sondern geben sie gleich von der Pflanze in die Erde, da sie Kaltkeimer sind. Es werden viele Samen gebildet. Denken Sie daran, dass daraus recht große Pflanzen werden, die viel Platz benötigen. Aus allen Pflanzenteilen lassen sich hervorragende Mittel für die Hausapotheke und für die Kräuterküche herstellen, besonders aber aus der Wurzel. Die Wurzel wird im ersten Jahr geerntet, wenn Stängel und Blüte noch nicht entwickelt sind. Die Engelwurz besitzt als Inhaltsstoffe unter anderen die sogenannten Furanocumarine, die bei manchen Menschen eine Art Sonnenallergie auslösen, wenn der Pflanzensaft auf die Haut gelangt und die Haut dann dem Sonnenlicht ausgesetzt wird (erhöhte Photosensibilität), auch Kontaktekzeme wurden beobachtet. Achten Sie daher bitte bei der Wurzelernte darauf, an sonnigen Tagen Handschuhe zu tragen.

GESUNDHEIT

Die Engelwurz stammt ursprünglich aus dem hohen Norden und wurde in alten Zeiten hoch verehrt und geschätzt. In Island wurde sie durch ein eigenes Gesetz geschützt. Schon während der Pestzeiten wurde die Wurzel der Engelwurz gegen jegliche Ansteckung und als Mittel bei „Verzauberungen" eingesetzt. Sie galt als ein Geheimmittel gegen Ansteckungen und wurde zu Elixieren verarbeitet. Ihre getrocknete Wurzel, als Amulett auf der Brust getragen, schützte vor Dämonen und galt als großes schutzmagisches Mittel. Unsere Vorfahren haben die Natur sehr genau beobachtet und daraus Rückschlüsse gezogen. Daraus entstand die Signaturenlehre, die große Kunst, die Sprache der Natur zu lesen und zu entschlüsseln. Die Engelwurz zeigt uns, dass sie beschützend und einhüllend wirkt. Dies ist besonders im Sommer, wenn ein neues Blatt entsteht, gut zu sehen. Es scheint gerade so, als ob das Blatt aus einer Blattscheide heraus geboren wird. Die Wurzel wurde gut getrocknet und zerkleinert und als Tee bei Erkältungserkrankungen (zum Schleimlösen), bei Angstproblematiken und zur Entgiftung verwendet. Die Engelwurz ist eine Pflanze, die durch ihre Scharfstoffe positiv auf die Verdauungsorgane wirkt und diese sehr gut entgiftet. Die entgiftende Wirkung nutzt man heute oft in der Nachsorge bei verschie-

denen Erkrankungen, z.B. der Borreliose. Engelwurzwurzel-Tinktur wird in der Darmpilzbehandlung und nach Antibiotikagabe eingesetzt. Auch bei Schwächezuständen leistet sie gute Dienste. Der Tee und die Tinktur sind gute Stärkungsmittel und helfen dem angeschlagenen Nervensystem. Etwas Vorsicht ist geboten, wenn man über zu viel Magensäure verfügt. Dann sollte man die Engelwurz nur sparsam verwenden.
Das ätherische Öl der Wurzel wird bei verschiedenen Lähmungen oder als Einreibung bei Hexenschuss, bei Neuralgien oder schmerzhaften Problemen im Bewegungsapparat verwendet. Dazu muss es stets verdünnt benutzt werden.
Übrigens: die Wurzel der Engelwurz gehört in jeden guten Kräuterlikör („Benediktiner" oder „Chartreuse").

Tinktur aus Engelwurzwurzeln

- *Engelwurzwurzeln, frisch*
- *40- bis 50%igen Alkohol (Obstbrand oder Weingeist)*

Die Wurzel wird gegraben, kräftig gewaschen und fein zerkleinert. Ein helles Einmachglas oder eine Weithalsflasche wird zu 2/3 mit den Wurzelstückchen gefüllt und mit dem Alkohol bis zum Rand aufgefüllt. Diese Mischung stellt man mit geschlossenem Deckel an einen warmen Ort und schüttelt täglich. Nach etwa 2 bis 3 Wochen filtert man die Flüssigkeit ab, die sich farblich verändert hat. Die so erhaltene Engelwurztinktur füllt man in dunkle Tropffläschchen. Sie ist nun für mindestens 2 Jahre haltbar.

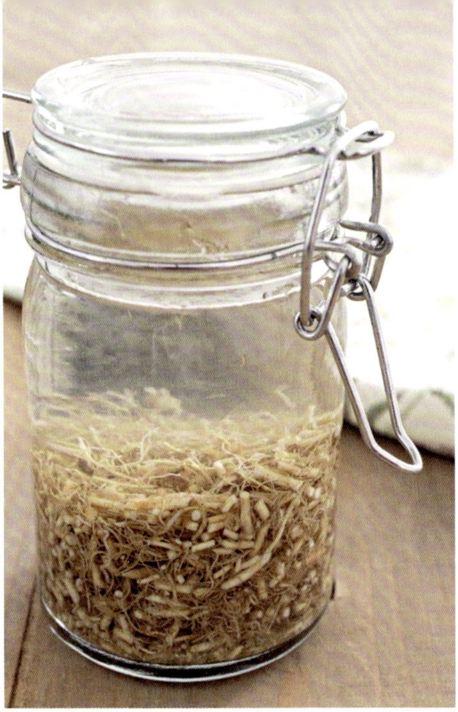

▲ Engelwurztinktur stärkt die Darmflora.

Erwachsene nehmen bei Bedarf 10 bis 20 Tropfen auf 1 Glas Wasser innerlich oder benutzen die Tinktur äußerlich zu Einreibungen. Bitte danach immer die Haut gut eincremen, um ein Austrocknen der Haut zu vermeiden.
Innerlich ist die Tinktur anzuwenden bei Magenproblemen, Völlegefühl, Blähungen, bei allgemeinen Schwächezuständen. Sie wirkt schleimlösend bei Husten, ist hilfreich bei einer Darmsanierung, bei Darmpilzbehandlungen, zur Entgiftung und bei trüben Gedanken.

Bäder mit Engelwurzwurzel

- *1 gute Handvoll Engelwurzwurzeln, frisch oder getrocknet*
- *1 l Wasser*

Geben Sie für ein Vollbad eine gute Handvoll Engelwurzwurzel-Stücke in einen Topf mit kaltem Wasser. Lassen Sie alles aufkochen und für weitere 10 Minuten leicht köcheln. Danach filtern Sie die Wurzeln ab und fügen den Sud dem Badewasser zu. Die Anwendung hilft bei Rückenproblemen und Lähmungserscheinungen. Ich empfehle, nach einem Bad die Engelwurzsalbe im Wechsel mit der Tinktur als gutes Einreibemittel zu benutzen.

Wurzelsalbe mit ätherischem Engelwurzöl

- *2 EL Engelwurzwurzel-Stücke, getrocknet oder frisch*
- *100 ml Olivenöl, evtl. mit Johanniskrautöl gemischt*
- *15 g Bienenwachs*
- *5 g Bio-Palmfett oder Kakaobutter*
- *5 Tropfen äther. Engelwurzwurzel-Öl*

2 EL frische oder getrocknete Wurzelstücke werden sehr behutsam in 100 ml gutem Olivenöl oder einer Mischung aus Johanniskraut- und Olivenöl erwärmt. Wiederholen Sie diesen Vorgang immer wieder, ganz vorsichtig, z.B. auf einem nicht zu heißen Kachelofen, dem Heizkörper oder einer anderen Wärmequelle. Achten Sie bitte darauf, dass das Öl nicht über 70 °C erhitzt wird. Rühren Sie den Ölansatz immer wieder um, dies kann 2 bis 3 Tage dauern. Gießen Sie danach alles durch ein engmaschiges Teesieb. Lassen Sie nun Bienenwachs und Palmfett oder Kakaobutter in dem Öl schmelzen. Sobald sich alle Inhaltsstoffe aufgelöst haben, geben Sie das ätherische Öl der Engelwurz dazu. Füllen Sie die fertige Salbe in Gläschen oder Tuben ab, schließen Sie den Deckel bitte erst, wenn die Salbe abgekühlt ist. Haltbarkeit: etwa 1 Jahr. Diese Salbe nutzt man bei Rückenproblemen, Stockschnupfen (ein verschleppter Schnupfen, der in eine bakterielle Infektion übergegangen ist) und Nasennebenhöhlen- oder Stirnhöhlen-Entzündungen.

Räucherung mit Engelwurz

Die Wurzel wird geerntet, gut getrocknet und zerkleinert. In einem dunklen Glas aufbewahrt hält sie für einige Jahre ihre Wirkstoffe bereit. Die Wurzelstücke der Engelwurz können gut mit Beifuß und Salbei gemischt und angemörsert als Schutzräucherung und Hausräucherung benutzt werden. Die Samen, die sehr würzig duften, oder die Blüten gibt man in Räuchermischungen, die bei dunklen Gedanken und in schweren Stunden erhellend wirken.

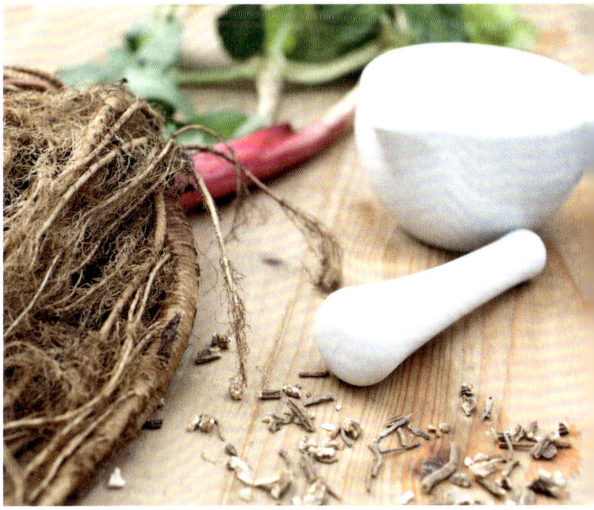

▲ Eine Räucherung mit den Wurzeln der Engelwurz hilft gegen schlechte Träume.

Karde

Dipsacus sylvestris

Ein wahres Wunderwerk der Natur ist die Karde: Stacheln überall – und diese kratzigen Köpfchen! In der Signaturenlehre ist das ein Zeichen für Abwehr und Ausleitung. Entsprechend wirkt sie auch: entschlackend und entgiftend.

Eine Pflanze, die Borreliosepatienten hilft

Im Herbst, zur Zeit der Wurzeln, zeigt die Karde an Wegesrändern und in Gräben groß und aufrecht ihre getrockneten Blütenstände. Mit ihren großen kratzigen Blütenköpfchen hält man sie zuerst für eine Distel (Familie der Korbblütler), es ist aber eine Pflanze aus der Familie der Geißblattgewächse.
Noch bis zum Ende des 19. Jahrhunderts wurden Karden für die Textilindustrie in Frankreich und in Deutschland angebaut. In diesen alten Zeiten wurden Karden und ihre Pflanzengeschwister zum Kämmen von Wolle benutzt. Das Wort „Kardätsche" (lat. *Carduus* = Distel), eine Art Wolle- oder Pferdekamm, scheint eng verwandt. Man hat mit den großen kratzigen Köpfen, die aus Anbaugebieten in Frankreich stammten, die Wollfasern voneinander getrennt.

In der Gegend in der ich zu Hause bin, nutzte man früher die Kardenköpfchen für Adventsgestecke oder als Friedhofsschmuck zum Andenken an die Verstorbenen. Dazu wurden von den zweijährigen Pflanzen, die bereits im Spätsommer vertrocknet sind, die Blütenköpfchen geerntet, zum Trocknen aufgehängt und meist golden eingefärbt.

VOLKSNAMEN

Walkerdistel, Kratzkopf, Webersträhl, Igelkopf, Kratzkopf, Venusbecken, Pferdedistel

DIE PFLANZE

Die Karde gehört zu den zweijährigen Pflanzen, im ersten Jahr bildet sie nur eine Blattrosette aus, im zweiten den Blütenstand. Beim genaueren Betrachten der Blätter fallen dem Pflanzenkundigen bereits die Stacheln auf der Mittelrippe der Unterseite der Blätter ins Auge. Diese Spitzen oder Stacheln, die mich an Haifischzähne erinnern, finden sich auch auf

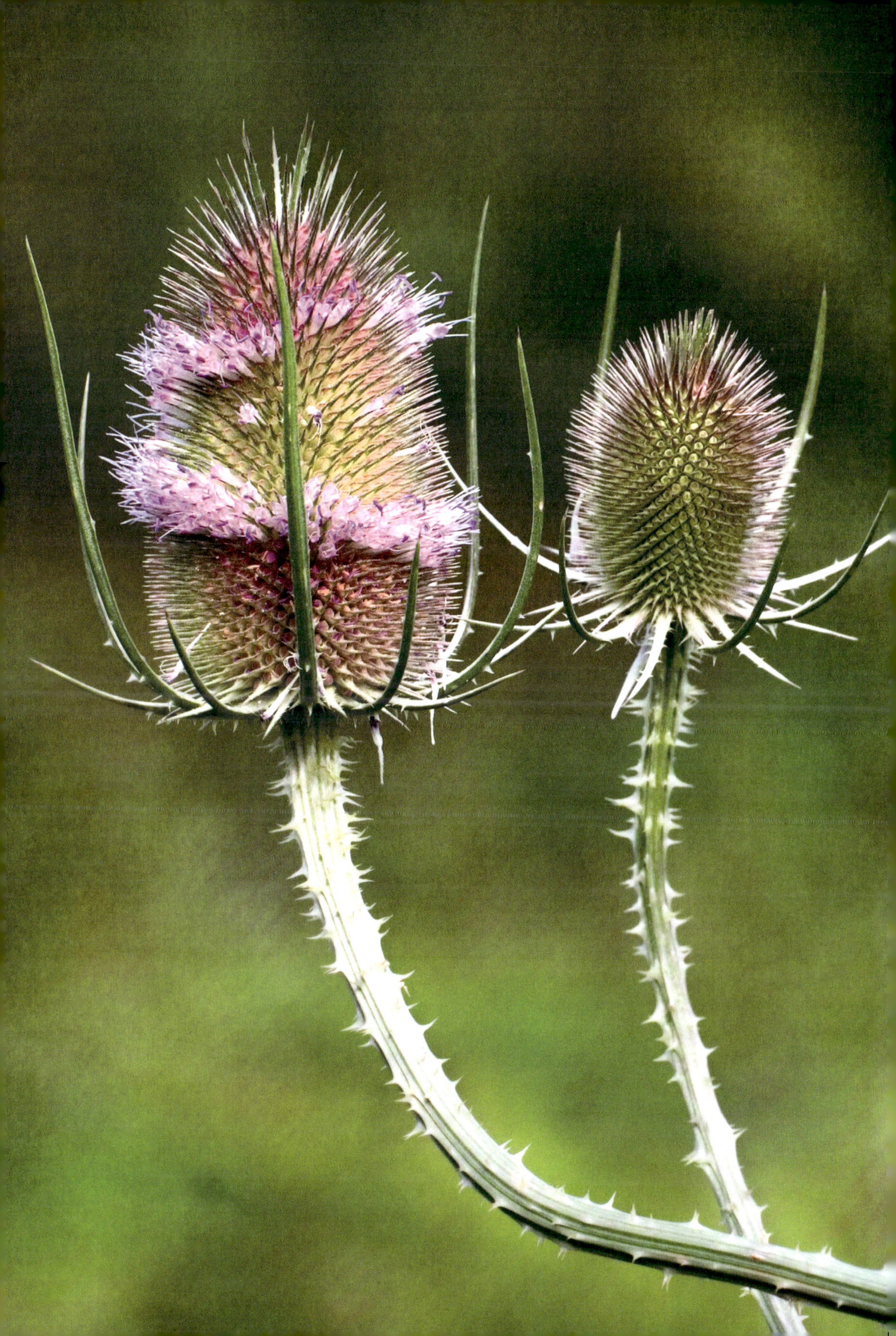

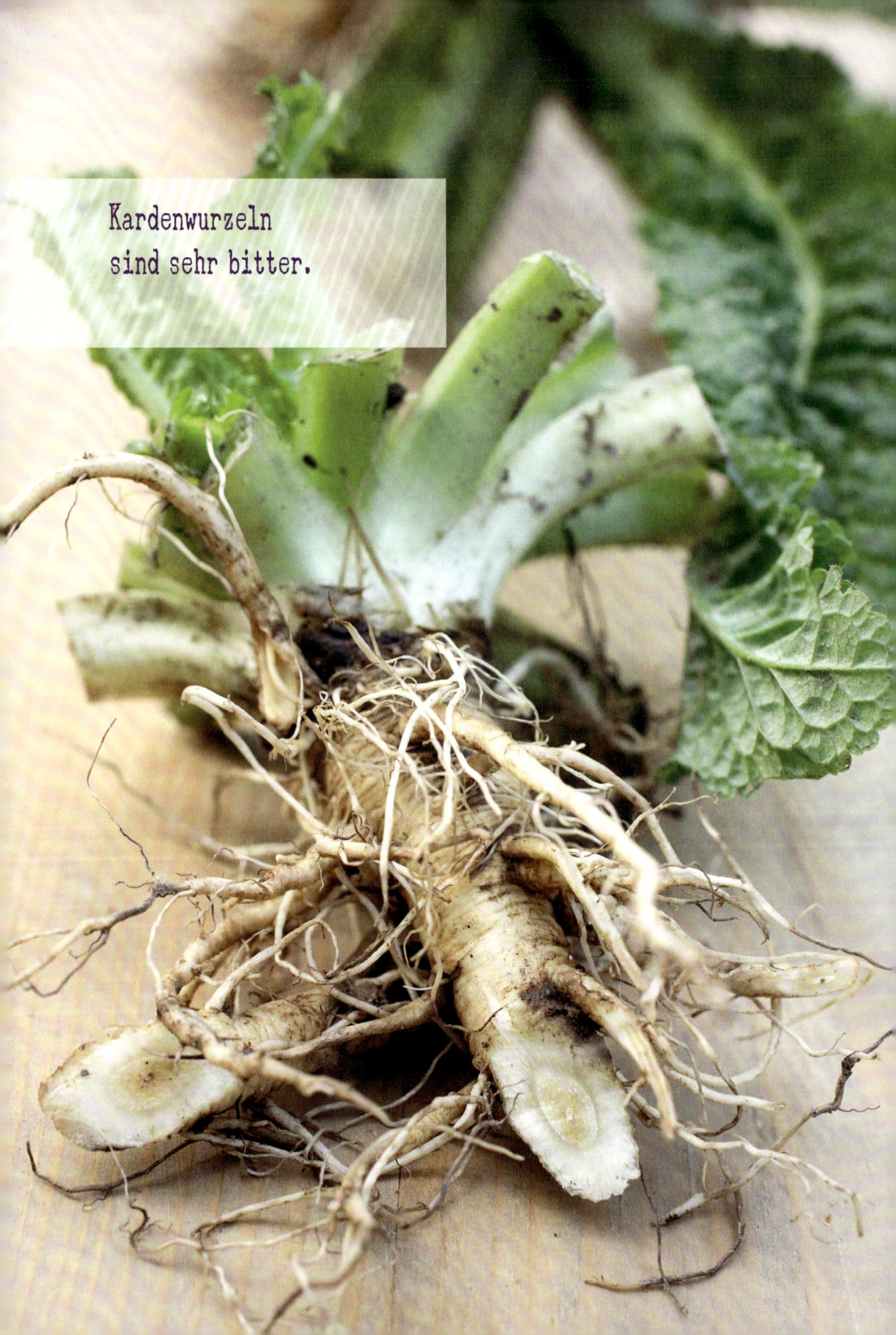

Kardenwurzeln sind sehr bitter.

der Oberseite der Blätter wieder. Im zweiten Jahr schiebt sie ihren großen, aufrechten, stacheligen Stängel in die Höhe. An ihm befinden sich gegenständige Blätter, die am Grund verbunden, also am Stängel miteinander verwachsen sind. In dieser Verwachsung, die einem Becken ähnelt, sammelt sich das Regenwasser, daher der Volksname „Venusbecken". Es heißt, dass dieses Wasser ein wertvolles Schönheitsmittel ist und bei bestimmten Hautirritationen hilft. Nur schnell muss man sein, da viele kleine Insekten daraus trinken und da kann es schon mal passieren, dass sie hineinfallen und ertrinken!
Am oberen Teil des bis zu 2 m hohen Stängels bilden sich eiförmige, etwa 5–7 cm hohe Blütenstände. In der Mitte des Blütenstandes entsteht im Sommer ein Ring mit kleinen lilafarbenen Blüten. Nach dem Abblühen „teilt" sich dieser Ring und die zwei ringförmigen Bereiche mit den frischen Blüten bewegen sich nach oben und unten und blühen dort weiter. Im Sommer werden die Blüten von verschiedenen Insekten und Schmetterlingen aufgesucht. Im Spätsommer bilden sich viele Samen, die im Herbst ausfallen und für viele Nachkommen sorgen oder den Vögeln im Winter Nahrung bieten.

ANBAUEN UND ERNTEN

Die Karde mag sonnige, warme aber nicht zu trockene auch lehmige Standorte. An einem günstigen Platz kann die Pflanze bis zu 2000 Samen produzieren. Karden sind Lichtkeimer, bedecken Sie die Samen also nicht ganz mit Erde, da sie neben Wärme, Wasser und Sauerstoff auch Licht zur Keimung benötigen. In der Natur werden die Samen der Karde durch Wind oder Insekten aus der Pflanze katapultiert und bleiben auf dem Boden liegen, sodass sie gut keimen können. Sollten Sie Saatgut aussäen, denken Sie daran, ein warmes Plätzchen zu wählen.
Die Wurzel der Karde wird im Herbst des ersten Jahres oder im zeitigen Frühling des zweiten Jahres geerntet. Im Herbst des zweiten Jahres ist die Pflanze bereits abgestorben und die Wurzel mit ihr. Dann steht sie vertrocknet, aber immer noch in voller Größe und mit spitzen Stacheln, an Wegen, Wiesen und Böschungen. Die Pfahlwurzel ist weißlich-gelb und kann etwa 10 cm lang werden.

GESUNDHEIT

Eine der Säulen der abendländischen Heilkunde ist die Signaturenlehre. Signaturenkundige wissen die „Zeichen", also bestimmte herausragende Merkmale einer Pflanze, zu deuten und leiten daraus ab, welche heilende Kraft die Pflanze für den Menschen hat.
Die Karde besitzt ein deutlich hervorstechendes Merkmal: einen lila-rötlich blühenden Ring, der auf dem Blütenstand wandert. So zeigt sich auch die Borreliose, eine der Krankheiten, die durch die Zecke übertragen wird. Auch hier wandert oft ein roter Ring, das sogenannte *Erythema migrans*, am Körper des Betroffenen.
Eine Wurzeltinktur der Karde wird u.a. als naturheilkundliches Mittel bei Borreliose eingesetzt. Bei Wolf-Dieter Storl ist nachzulesen, wie die Karde erfolgreich bei Borreliose einzusetzen ist (2007).
Matthew Wood beschreibt in seinem Buch *Die Weisheit der Pflanzen* (2012):

„Die Pflanze hilft Menschen, die immer mit dem Kopf durch die Wand rennen müssen und dann unter den Folgen leiden." Weiterhin, dass die Karde hervorragende Heileigenschaften bei Gelenkverletzungen und bei chronischen Muskelentzündungen zeigt.
Auch die Spitzen oder Stacheln der Karde sprechen eine eigene Sprache. Sie zeigen einen ausleitenden, nach außen bringenden Effekt an. Für die Signaturenkundigen ist es daher nicht überraschend, dass Kardentinktur den Körper von Giftstoffen befreit. Die Wurzel wirkt weiterhin harntreibend und regt den Gallefluss an. Sie entschlackt und hilft der Verdauung. So verwendete man sie gern bei aller Art von Hauterkrankungen, auch bei Ekzemen. Leonhart Fuchs beschreibt in seinem Kräuterbuch von 1543: „Das wasser so zwüschen den blettern gefunden würdt / ist gut den trüben augen / darmit gewaschen." Er beschreibt weiterhin den Einsatz der Kardenwurzel bei Warzen.
Die Karde ist seit alters her eine Heilpflanze für Erkrankungen wie Gicht, Rheuma und Arthrose und wurde bei Dermatosen und Akne angewendet. In der Volksheilkunde wurde sie auch bei Gelbsucht und Leberbeschwerden eingesetzt.

▶ Kardenwurzelpulver stärkt, schmeckt aber sehr bitter – darum sparsam verwenden.

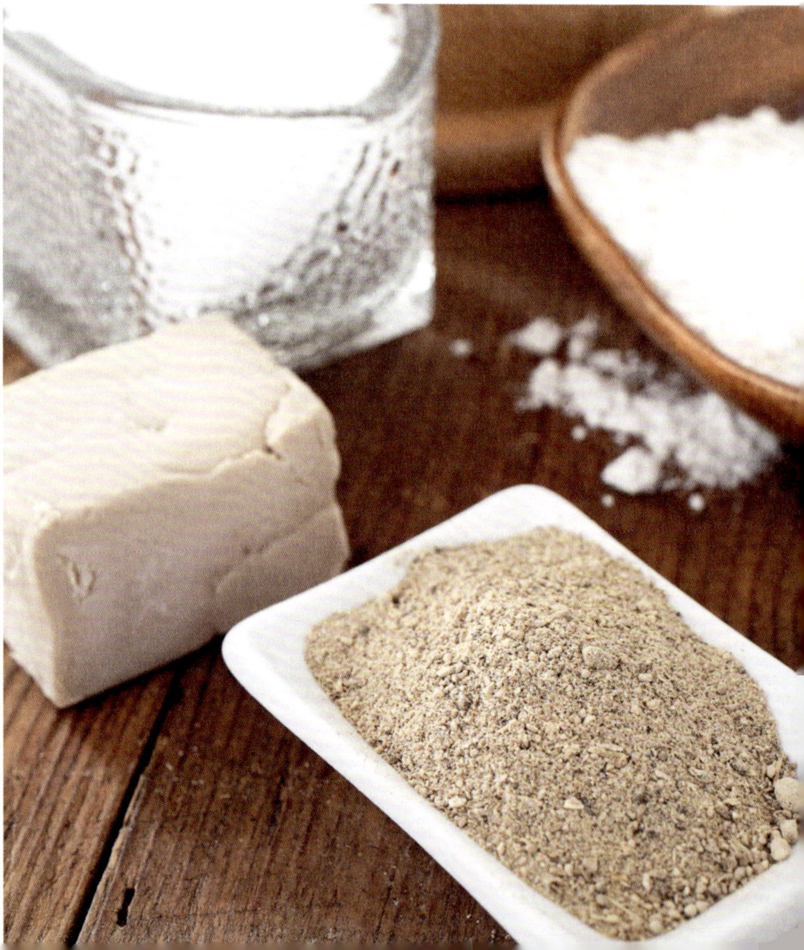

Brot mit Kardenwurzel

- *500 g Weizenmehl (Typ 1050) oder Dinkelmehl*
- *1 Würfel Hefe*
- *20 g Haferflocken*
- *2 EL Balsamico-Essig*
- *1 TL Salz*
- *1 TL Agavendicksaft*
- *450 g lauwarmes Wasser*
- *2 Tassen Sesam- oder Sonnenblumen-Kerne*
- *3 g Kardenwurzelpulver*
- *evtl. Brotgewürz*

Verrühren Sie alle Zutaten zu einem Teig. Lassen Sie den Teig warm und zugedeckt für 1 Stunde gehen. Während der Gehzeit dürfen Sie den Teig ab und an durchrühren. Geben Sie den Teig dann in eine mittelgroße Brotbackform und backen Sie ihn im vorgeheizten Ofen für etwa 1 Stunde bei 200 °C.
Nach dem Backen aus der Form stürzen und auf einem Backrost auskühlen lassen. Das Kardenwurzelpulver ist sehr bitter und wird darum in kleinen Mengen verwendet. Die Bitterstoffe wirken gut auf die Verdauung, regen zudem Leber und Galle an und sind bei Gelenkschmerzen unter Borreliose hilfreich.

Kardenwurzeltinktur

- *2–3 Kardenwurzeln, frisch*
- *250 ml Korn oder Wodka (mind. 40%ig, auch höherprozentig)*

Schneiden Sie die frischen Wurzeln der Karde so klein wie möglich oder mörsern Sie sie. Diesen Wurzelbrei geben Sie in ein Glas mit einem Schraubverschlussdeckel. Füllen Sie das Glas zu 2/3. Gießen Sie dann den Alkohol darüber bis alles gut bedeckt ist und stellen Sie das geschlossene Glas an einen warmen Platz. Schütteln Sie die Tinktur täglich. Nach 3 bis 4 Wochen hat sich die Farbe des Alkohols verändert, die Inhaltsstoffe der Karde sind in den Alkohol gezogen und die Flüssigkeit kann abgeseiht werden.
Kardentinktur wird besonders gern in der unterstützenden Behandlung der Borreliose eingesetzt, hier speziell gegen Gelenkschmerzen mit Bewegungseinschränkung. Die Dosierung muss je nach Person angepasst werden. Mit 3 × tägl. 5 Tropfen in Wasser oder Tee verdünnt beginnen und evtl. bis auf 10 bis 15 Tropfen steigern.

Klette

Arctium lappa

Die großen Klettenblätter erinnern mich an Elefantenohren, so weich, groß und rund, und sie duften köstlich nach Kokos. Die Wurzel der Klette gräbt sich allerdings nicht leicht, aber daraus entstehen ausleitende Tees, die unseren Entgiftungsorganen helfen.

Eine große Pflanze mit Bärenkräften

Meine Erinnerungen an die Kletten reichen bis in meine Kindheit zurück. Bei unseren Streifzügen durch die Wälder waren die Klettfrüchte im Sommer ständige Begleiter. Nicht nur an Hosen und Jacken, sondern sogar in den Haaren waren sie zu finden und durch ihr ausgeklügeltes Haltesystem nur sehr schlecht wieder zu entfernen. Haben Sie sich schon einmal die lilafarbenen Blütenköpfchen der Klette unter der Lupe angeschaut? Ein wahres Kunstwerk, das die Natur dort geschaffen hat.
Das Wort *Arctium* könnte von *arktos* (= Bär) kommen, *lappa* vom Griechischen *labo* (= festhalten). „Wenn es sich jedoch um einen alten Namen der Klette handeln sollte“, so schreibt Helmut Genaust in seinem *Etymologischen Wörterbuch der botanischen Pflanzennamen* (2005), „wären diese nach ihrer borstig-hakigen Frucht (verglichen mit dem rauhen Bärenfell) benannt.“

Für unsere Vorfahren war es eine Bärenpflanze, die Bärenkräfte gibt. Selbst wenn man die Arme ganz ausbreitet, reicht es meist nicht aus, die Große Klette am Wegesrand zu umfassen. So steht sie auch noch im Winter mit ihren eigenen großen Armen aus Stängeln und den vertrockneten Früchten, die aussehen wie große Schwingen. In Japan wird die Klette in einer Zuchtform angebaut und hat dort als „Gobo“ ihren Platz in der Küche gefunden.

VOLKSNAMEN

Haarballe, Rossklettenwurz, Bardana, Judenkopf, Donnerblatt, Butzenklette, Lederlappen

DIE PFLANZE

Die Klette ist eine zweijährige Pflanze, die im ersten Jahr ihre großen herzförmigen bzw. elefantenohrähnlichen Blätter austreibt. „Reibt einmal an den Blätter und atmet den Duft ein – mich erinnert er an

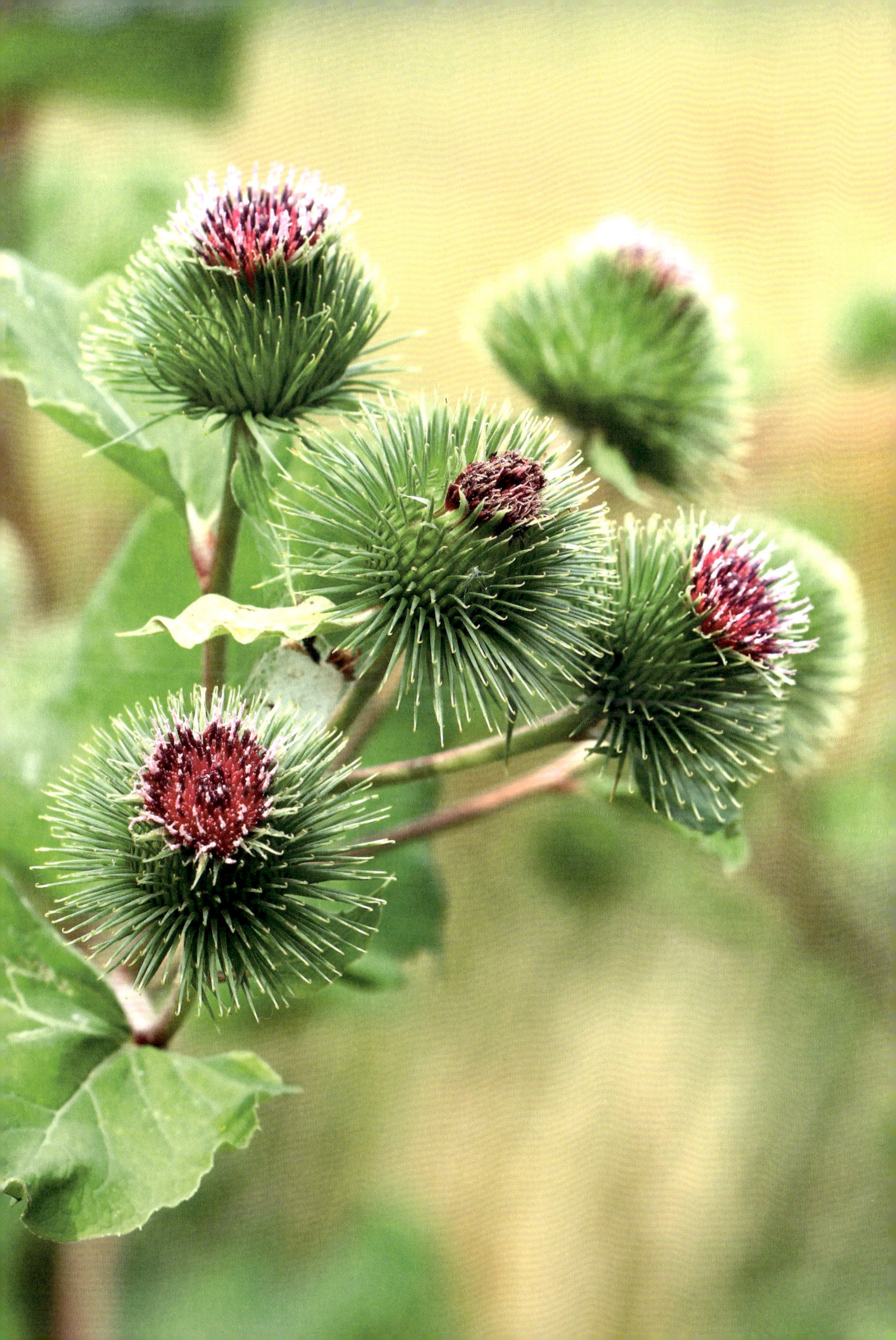

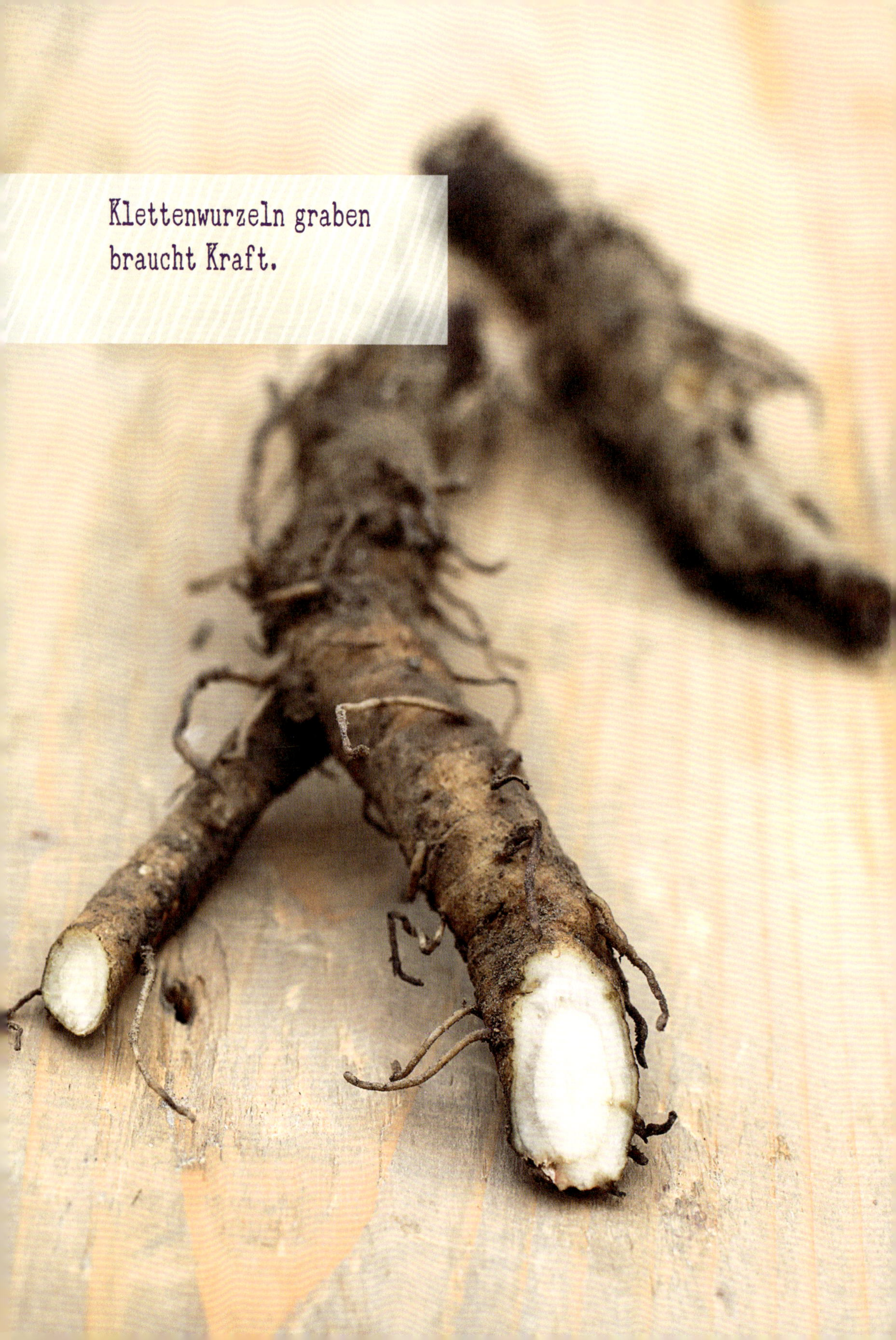

Klettenwurzeln graben braucht Kraft.

den Duft von Kokos" so erzähle ich meinen Schülern immer. Gleichzeitig bildet sich an den Fingern eine Art Film, den man spürt. Leckt man dann an den Fingern, schmecken sie an dieser Stelle recht bitter. Versuchen Sie es einmal. Wenn Sie diesen Duft abgespeichert haben, können Sie die Blätter immer wieder daran erkennen und die Gefahr der Verwechslung ist nicht mehr so groß, denn in den Bergen gibt es einige Pflanzen, die ähnliche Blätter haben wie die Klette. Die Blattunterseite erinnert an Filz und ist grau. Im zweiten Jahr schiebt die Klette ihren kräftigen, rot überlaufenen Stängel, der mit Mark gefüllt ist, hervor. An ihm entwickeln sich im Frühsommer die kugeligen Blütenstände – kleine Meisterwerke, die von Juni bis August rosafarben bis violett blühen. Die Klettenfrüchte können dann nach der Blüte zur Aussaat gesammelt werden. Die bis zu 2 m große Pflanze findet man an Weg- und Waldrändern, an Zäunen und Mauern. Sie bevorzugt stickstoffhaltige, schwere Böden. Die Wurzel der Klette ist meist unverzweigt, außen graubraun und innen weißlich bis grau.

ANBAUEN UND ERNTEN

Möchten Sie eine majestätische Klette in ihrem Garten wachsen sehen, dann können Sie ganz einfach die Samen aussäen. Diese kann man selbst sammeln oder im Handel beziehen. Die Pflanze ist anspruchslos, gedeiht aber besonders gut an einem sonnigen Plätzchen. Die Wurzel der Klette wird im ersten Jahr im Herbst oder im darauffolgenden zeitigen Frühjahr gegraben. Sie ist recht groß – manchmal bis zu 1 m lang – und tief in der Erde verankert, daher ist es nicht einfach, die kräftige Pfahlwurzel herauszubekommen. Eine Grabegabel leistet hier gute Dienste.

GESUNDHEIT

Die Klette wurde in der Volksmedizin als wirksame Entgiftungspflanze und als gute Blutreinigerin angewandt. Die großen Blätter weisen dem Signaturenkundigen den Bezug zu den großen Organen in unserem Körper. Sie hat einen positiven Einfluss auf die Leber, die Lunge und die Nieren. Außerdem hilft sie schmerzenden Gelenken und der Gebärmutter. Ihre Inhaltsstoffe sind u.a. Inulin und Pflanzenschleime sowie Stoffe gegen Bakterien und gegen Pilze, möglicherweise, so beschreibt der Apotheker Mannfried Pahlow in seinem Buch *Das große Buch der Heilpflanzen* (2000), auch tumorhemmende Stoffe.
Ich kenne noch das kleine Fläschchen mit Klettenwurzelöl, welches mein Vater für seine Haare verwendete. Seine Lockenpracht saß immer perfekt. Ein Klettenwurzelöl ist ganz einfach selbst hergestellt. Es ist ein idealer Helfer bei gestresstem und trockenem Haar, bei hormonell bedingtem Haarausfall, und um das gesunde Wachstum der Haare zu fördern. Außerdem leistet das Öl oder eine Klettenwurzelsalbe äußerlich zur Behandlung von Hautproblemen, Ekzemen, Flechten und Ausschlägen gute Dienste. Hier wirkt es entzündungshemmend, juckreizmildernd und abschwellend.
Die Teeabkochung der Klettenwurzel hat galleanregende und harntreibende Wirkung. Sie hilft bei Reizungen der Harnorgane und steigert die Sekretion (Matthew Wood, 2012). Außerdem ist der

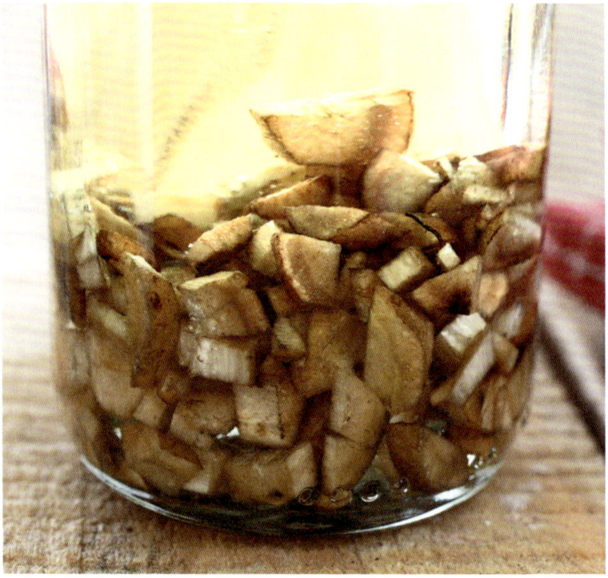

▲ Klettenwurzelöl hilft bei Ekzemen.

Tee kurweise getrunken blutreinigend, kräftigt das lymphatische System genau wie auch das Immunsystem und hilft bei Rheuma. Zudem leitet er Schadstoffe aus dem Körper, was sich z.B. bei Schwermetallvergiftungen, Borreliose und anderen Infektionskrankheiten als sehr wirksam gezeigt hat. Die Klettenwurzel wirkt langsam aber stetig, was bei chronischen Leiden erwünscht ist (Matthew Wood, 2012).

Klettenwurzelöl

* *Klettenwurzeln (möglichst frisch)*
* *Olivenöl*
* *1 Glas mit Deckel*

Ein helles Glas wird zu 2/3 mit frischen gesäuberten und klein gehackten Klettenwurzeln gefüllt. Darauf gießen Sie ein gutes Olivenöl und stellen diese Mischung auf eine helle, warme Fensterbank. Bitte schütteln Sie das Glas täglich, damit die Wurzeln gut ausziehen können.
Vorsicht: Bleiben Wurzelstücke längere Zeit an der Oberfläche könnten sie schimmeln! Eine sich nach oben verjüngende Flasche ist gut geeignet. Nach gut 3 Wochen bzw. einem Mondzyklus seihen sie das Wurzel-Öl-Gemisch durch ein Leinentuch oder ein Sieb ab und füllen es in ein dunkles Fläschchen. Mit diesem Öl können Sie ihren Haarboden massieren oder erkrankte Hautareale einreiben. Das angewärmte Öl kann man auch auf einem Leinentuch als Umschlag bzw. Wickel benutzen. Aus dem Klettenwurzelöl kann auch eine feine Salbe hergestellt werden.

Klettenwurzelsalbe

* *200 ml Klettenwurzelöl (siehe oben)*
* *25 g Bienenwachs*
* *10 g Kakaobutter*
* *5 g Lanolin (Wollfett)*
* *5 bis 7 Tropfen äther. Lavendelöl*

Geben Sie das Klettenwurzelöl in einen kleinen Topf und erwärmen Sie es. Lösen Sie darin das Wachs und geben Sie danach die Kakaobutter und das Lanolin dazu. Wenn die Fette gelöst sind, nehmen Sie das Töpfchen von der Wärmequelle und geben unter Rühren das ätherische Öl dazu. Füllen Sie die flüssige Salbe in ein Salbengefäß und schließen Sie den Deckel erst, nachdem die Salbe fest und ausgekühlt ist. Die Salbe hält sich im Kühlschrank mindestens 1 Jahr.

Wurzeltee zur Entgiftung

- *1 Teil Klettenwurzel, getrocknet*
- *1 Teil Löwenzahnwurzel, getrocknet*
- *1 Teil Wegwartenwurzel, getrocknet*

Setzen Sie 1 TL der Mischung mit 1 Tasse kaltem Wasser an, kochen Sie alles kurz auf und lassen Sie es für 10 Minuten sanft köcheln. Danach abseihen. Trinken Sie 3 Tassen über den Tag verteilt. Der Tee hilft dem Körper Schadstoffe auszuscheiden und ich verwende ihn als „Borreliosetee". Nach 4 Wochen sollten Sie mindestens 2 Wochen lang pausieren und danach die Teekur evtl. wiederholen.

Haarspülung für trockenes Haar

- *1 TL Klettenwurzeln, getrocknet*
- *1 TL Beinwellblätter, getrocknet oder frisch*
- *1 TL Brennnesselblätter, getrocknet oder frisch*
- *1–2 EL Bio-Apfelessig*
- *0,75 ml Wasser*

Die Klettenwurzel mit dem Wasser aufkochen lassen, für 5 bis 10 Minuten bei kleiner Hitze köcheln lassen und vom Herd nehmen. Die Blätter des Beinwell und der Brennnessel zugeben und alles für weitere 15 Minuten ziehen lassen. Danach den Apfelessig zugeben und die abgekühlte Mischung als Spülung über die Haare geben. Zaubert schönen Glanz ins Haar und tonisiert den Haarboden.

▶ Klettenwurzeltee ist ein gutes Haarwasser bei Haarausfall.

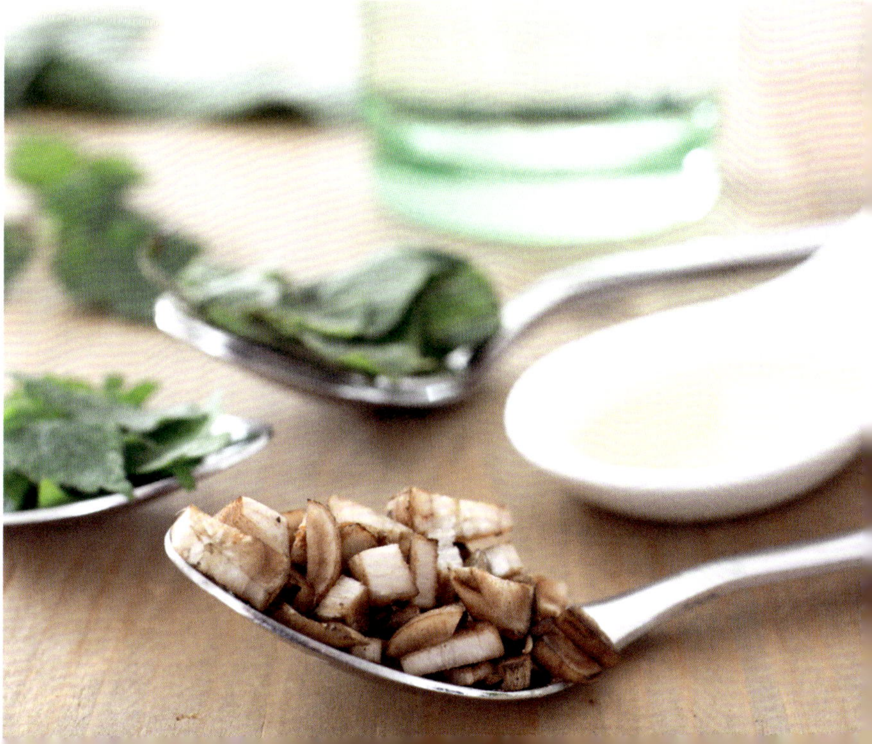

Löwenzahn

Taraxacum officinale

Wenn im Mai der Löwenzahn gelb auf unseren Wiesen blüht, zeigt er sein sonniges Gemüt. Aus allen Teilen des Löwenzahns lassen sich heilende Dinge herstellen, aber die Wurzel ist sein größtes Geschenk an uns.

Die gelben Sonnen auf den Maiwiesen

Alle Teile dieser vitalen Pflanze eignen sich als heilkräftige Medizin, die gelben Blüten des Löwenzahns jedoch dienen noch zusätzlich als leuchtende Tischdekoration. Als meine Kräuterschule im Mai einen runden Geburtstag feierte, dachte ich mir, wie schön es aussehen würde, wenn ich einfache Gläser in eine weiße Papiertüte stecken, darum ein leuchtendes rotes Band binden und das als Vase für die unverschämt gelben Blüten des Löwenzahns nutzen würde. Meine vielen Gäste haben sich sehr an der netten Tischdekoration erfreut und als am Abend die Sonne unterging und die Feier beendet war, haben meine Löwenzahnblüten ihre Köpfchen ebenfalls geschlossen. Aber schon beim Aufräumen am nächsten Morgen waren sie wieder in alter Frische erwacht. Der Mai ist die Zeit, in der der vitale Löwenzahn auf den fetten Wiesen und Weiden blüht. Er wächst auf den Wiesen um unseren Hof sehr kräftig, obwohl er regelmäßig von den weidenden Kühen abgefressen wird – durch seine kraftvolle Wurzel wächst er einfach wieder nach und der Dung der Tiere gibt ihm die nötige Nahrung.

VOLKSNAMEN

Es heißt, vom Löwenzahn sind über 500 Namen bekannt. Namen wie Pissblume, Bettseicher oder Lebenslicht deuten auf seine Anwendung hin (harntreibend, stimmungsaufhellend). Andere wie Maistängel, Pusteblume, Sonnenblume oder Kuhblume sagen eher etwas über den Standort oder die Blüte aus. Hier bei uns am Harzrand nennt man ihn u.a. Saudistel. Auch Augenwurz, Milchbusch, Himmelsblume und Hexenmilch sind bekannt. Über den lateinischen Namen *Taraxacum officinale* weiß man wenig, das Artepithet *officinale* deutet aber darauf hin, dass es sich um eine alte „offizinelle“, also arzneilich genutzte Heilpflanze handelt.

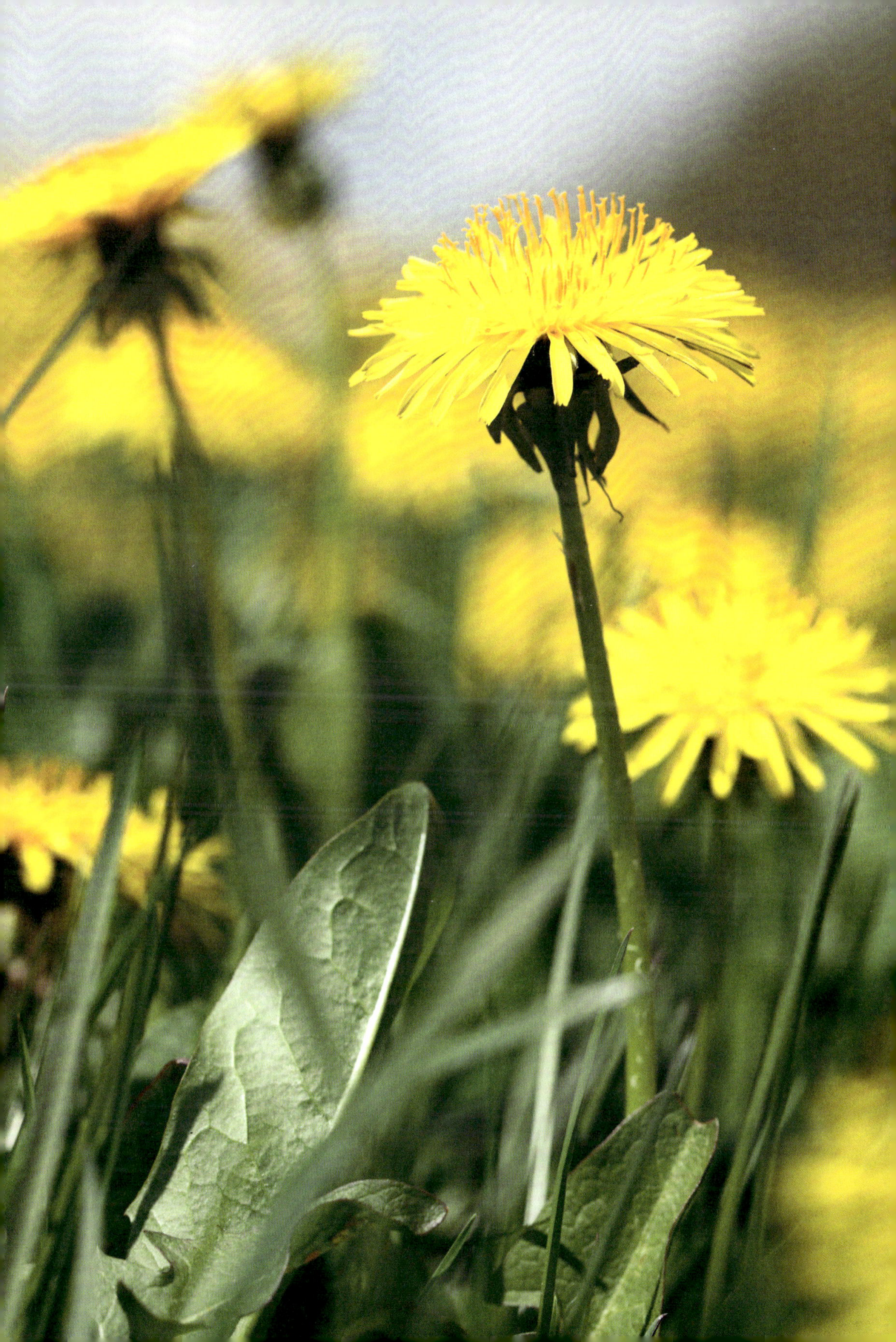

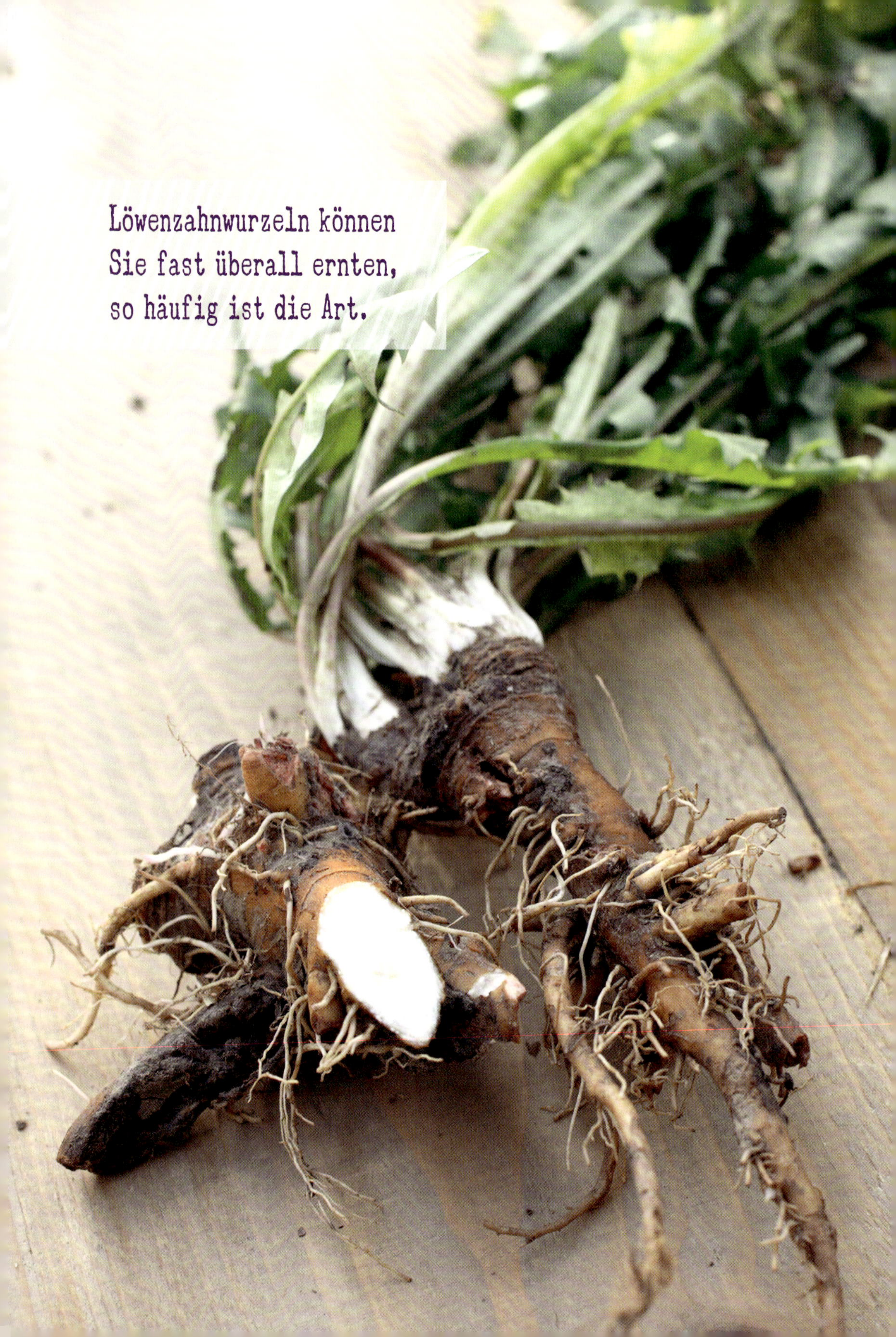

Löwenzahnwurzeln können
Sie fast überall ernten,
so häufig ist die Art.

DIE PFLANZE

Der Löwenzahn gehört zur Familie der Korbblütengewächse. Er ist sehr anpassungsfähig und wächst auf Fettwiesen, Weiden, Gärten, Wegen und in Mauerritzen. Löwenzahn ist eine ausdauernde Pflanze mit einer kräftigen milchsafthaltigen Pfahlwurzel, die bis zu 1 m tief ins Erdreich eindringen kann. Jedes kleinste verbliebene Wurzelstückchen kann sich gut regenerieren und neu austreiben. Wie die Wurzeln so variieren auch die Blätter. Jedes seiner Blätter unterscheidet sich in Form, Größe und den Blatträndern, keins gleicht dem anderen. An einem kräftigen, hohlen milchsafthaltigen Stängel erscheinen im Frühjahr die gelben Blütenköpfe. Aus diesem Blütenstand entwickelt sich im weiteren Jahresverlauf der Fruchtstand – ein zartes, wunderschönes Gebilde, eine Kugel mit vielen hellen Sternchen besetzt, die darauf warten, dass der Wind sie in die Welt hinausträgt. Aus jeder Pflanze segeln so pro Jahr bis zu 3000 Samen. Alle Pflanzenteile beim Löwenzahn sind ungiftig und können genutzt werden.

ANBAUEN UND ERNTEN

Die kräftige Pfahlwurzel des Löwenzahns liebt stickstoffhaltige, tiefgründige Böden. In unseren Gärten oder auf Wiesen benötigt er keine Pflege und wächst einfach von alleine. Sollte das nicht so sein, können Sie auf fast jeder Wiese Pusteblumen abernten und die Samen in Ihrem Garten ausstreuen. Eine Ernte im zeitigen Frühjahr ist wegen der vielen Bitterstoffe sehr beliebt. Im Herbst dagegen enthält die Wurzel mehr Inulin und ist für Diabetiker gut geeignet. Wenn Sie die Wurzeln gewaschen und getrocknet haben, schneiden Sie einmal eine Scheibe ab und schauen Sie die Schnittflächen an. Dort entsteht ein feines Muster, das an eine kleine Sonne erinnert.

GESUNDHEIT

Der Löwenzahn ist ein Allesheiler. Er aktiviert den Stoffwechsel, regt den Appetit an, reguliert den gestörten Gallefluss, regt die Entgiftung über die Leber an und wirkt harntreibend. Löwenzahn hilft den schmerzenden Gelenken bei Rheuma und Gicht und er bringt wieder mehr Beweglichkeit. Er entschlackt und entgiftet den Körper während Frühjahrskuren, aktiviert dabei Leber, Galle und Niere und wirkt so indirekt auch auf die Haut. Er regt die Darmtätigkeit an, entsäuert den Körper und beugt so den verschiedensten Krankheitsbildern vor, bei denen eine Übersäuerung des Körpers eine Rolle spielt.
In der alten Signaturenlehre sind die gelben Blüten und der bittere Geschmack ein Zeichen für eine Heilpflanze von Leber und Galle. Seine Bitterstoffe regen die Drüsen an, er hilft bei Blähungen und Völlegefühl sowie bei depressiven Verstimmungen. Bitterstoffe werden *Amara* genannt und sind seit dem Altertum als sehr wertvolle Heilmittel geschätzt. „Nur die bittere Medizin ist eine gute Medizin!“, so oder so ähnlich lauten viele alte Sprichworte, die sich auf die bitteren Pflanzen beziehen. Astrologisch gesehen sind die gelben Blüten ein Sonnenzeichen und die Pusteblumen weisen auf Merkur hin, den Herrscher des Elements Luft. Was auch immer gerade ansteht, Löwenzahn ist ein

gutes pflanzliches Mittel bei Verbitterung und sorgt für eine Stimmungsaufhellung. Ich empfehle in meinen Kursen den Löwenzahn bei schlechtem Allgemeinbefinden und unterstützend bei Muskel- und Gelenkschmerzen, auch in der unterstützenden Behandlung von Borreliose und Fibromyalgie.
In alten Kräuterbüchern findet man immer wieder den Hinweis, dass Löwenzahn auch ein vortreffliches Mittel bei Augenkrankheiten aller Art ist. Wenn man dann bedenkt, dass die Naturheilkunde einen direkten Zusammenhang zwischen der Leber und den Augen sieht, ist das nicht verwunderlich.

ZUBEREITEN

Eine Frühjahrskur (Blutreinigungskur) nutzt man in unserer heutigen Zeit um den Körper zu entschlacken, ihn von Giftstoffen zu befreien, die Frühjahrsmüdigkeit zu vertreiben und „Frühjahrsputz im Körper" zu machen. Für diese Kur, die etwa 3 bis 4 Wochen dauern sollte, kommen verschiedene Heilpflanzen als Tee oder als Frischpflanzensäfte in Betracht, u.a. Brennnesselwurzel oder -kraut und Birkenblätter. Sie werden einzeln oder gemischt angewendet.

Löwenzahnwurzel-Tee für die Frühjahrskur

- *1 TL Löwenzahnwurzeln, frisch oder getrocknet*
- *1 Tasse Wasser*

Geben Sie 1 TL zerkleinerte Wurzeln in einen Topf, gießen kaltes Wasser darüber und lassen alles kurz aufkochen. Etwa 10 Minuten sollte dann alles leicht köcheln, bevor Sie den Tee abgießen. Bitte süßen Sie den Tee nicht, da Sie sonst die kostbaren Bitterstoffe zerstören würden. Trinken Sie für eine Blutreinigungskur über 2 bis 3 Wochen 3 × tägl. 1 Tasse Tee.

Löwenzahnwurzel-Kaffee rösten

- *Löwenzahnwurzeln, frisch*

Stechen Sie im Herbst, wenn sich das Grün der Pflanze schon in die Erde zurückgezogen hat, mit einem Wurzelstecher die Wurzeln des Löwenzahns. Waschen Sie die Wurzeln unter fließendem Wasser und bürsten Sie diese mit einer Wurzelbürste gründlich sauber. Schneiden Sie die Wurzelteile für den Kaffee in sehr kleine Stücke und trocknen Sie diese rasch in der sanften Herbstsonne oder im warmen Haus. Wenn sie richtig trocken sind, geben Sie diese ohne Fett in eine Pfanne und rösten Sie sie sanft bis sie braun werden. Das ist in etwa 3 Minuten passiert und kann schon ein wenig rauchen, aber es duftet wunderbar nach Röstaromen. Die gerösteten Stücke werden in einem dunklen Glas verschlossen gelagert und immer frisch gemahlen.

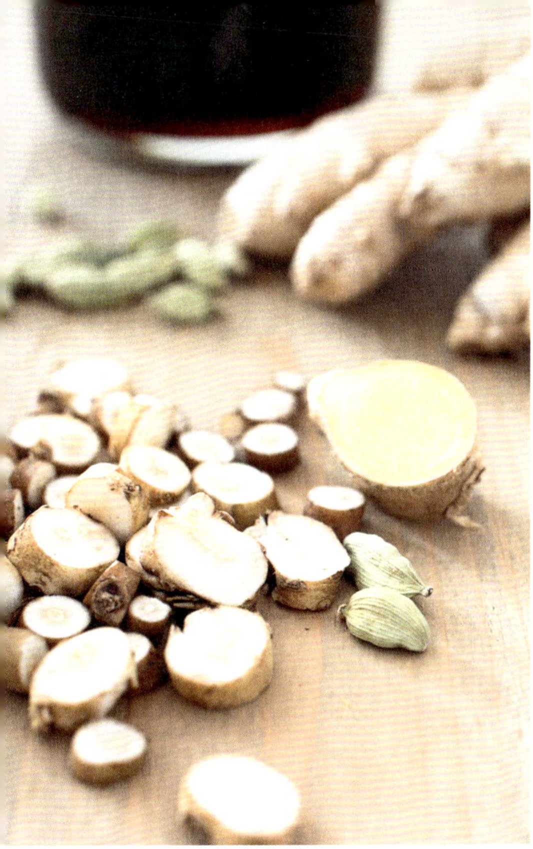

▲ Löwenzahnwurzel-Wein hilft der Verdauung auf die Sprünge.

Löwenzahnwurzel-Kaffee aufbrühen

- *Löwenzahnwurzel-Stücke, getrocknet und geröstet (siehe links)*
- *etwas Honig*

Die Wurzelstücke in einer elektrischen Kaffeemühle oder einem Mixer fein mahlen. Für 1 Tasse Löwenzahnwurzel-Kaffee gießen Sie etwa 1 TL Pulver mit kochendem Wasser auf. Etwas Honig macht das Ganze zu einer natürlichen Köstlichkeit, die gut für die inneren Organe ist, besonders für Leber, Galle und Darm. Genauso kann man es mit den Wurzeln der Wegwarte machen. Auch sie war in Kriegszeiten ein Kaffeeersatz.

Löwenzahnwurzel-Wein

- *2–3 EL Löwenzahnwurzeln, frisch*
- *3–4 EL Wodka oder Korn*
- *1 l Rotwein*
- *evtl. 1 Scheibe Ingwer, 1 cm dick*
- *1–2 Kardamomkapseln*

Waschen Sie die frischen Wurzeln gründlich und bürsten Sie die restliche Erde aus den kleinsten Riefen. Schneiden Sie die Wurzeln klein und füllen Sie sie in eine Weithalsflasche, geben Sie Wodka oder Korn dazu, damit der Rotwein eine höhere Prozentzahl erreicht und nicht schlecht wird. Dann füllen Sie mit Rotwein auf. Durch die Gewürze bekommt der Löwenzahnwurzel-Wein eine feine, exotische Note. Für etwa 2 bis 4 Wochen ziehen die Wurzeln im Wein, danach abfiltern und dunkel aufbewahren. Wurzelweine halten sich etwa 3 bis 4 Monate. Den Wurzelwein trinkt man als Aperitif oder zur Mahlzeit, um die Verdauung zu fördern.

Augenwasser

- *1 Löwenzahnwurzel, frisch oder getrocknet*
- *Wasser*

Eine zerkleinerte Löwenzahnwurzel mit etwa 1 l lauwarmem Wasser übergießen und für 1 Tag abgedeckt stehen lassen. Danach die Flüssigkeit abseihen und für Spülungen benutzen. Bitte täglich frisch herstellen! Das Augenwasser dient zur Waschung und Spülung bei Lidrandentzündung, roten oder entzündlichen Augen und anderen Augenerkrankungen.

Meisterwurz

Peucedanum ostruthium

Meine Königin der Berge! Wie oft stand ich bereits voller Achtung und Respekt vor dieser großartigen Heilpflanze. Sie ist ein hoheitliches Gewächs, dessen Wurzel bei sehr vielen Krankheitsbildern helfen kann.

Die Kaiserin der Wurzeln

Die Meisterwurz wächst hoch oben in den Bergen, in Höhen über 1000 m. Zerreibt man ein Blatt, steigt einem sofort ein wunderbar aromatisch scharfer Geruch in die Nase. *Imperatoria* – Kaiserin –, so wurde die Meisterwurz im Mittelalter genannt, und sie ist eine wahre Meisterin der Heilkunde.

VOLKSNAMEN

Brustwurz, Magisterwurz, Bergwurz

DIE PFLANZE

Die Meisterwurz ist ein typisches Gebirgskraut und wächst gern auf steinigen Kalkböden auf Gebirgswiese und -hängen, an feuchten Stellen und an Gebirgsbächen sowie deren Rändern.

Sie gehört zur Familie der Doldenblütler, einer Art „Heilgemeinde". In dieser Pflanzenfamilie gibt es hoch wirksame Heilpflanzen, wie z.B. die Engelwurz, die Bibernelle oder den Kümmel, aber auch hochgiftige Arten, wie den Schierling oder den Kälberkropf. Früher waren diese für uns heute giftigen Pflanzen sehr wirkungsvolle Heilpflanzen, die beispielsweise zu Operationen (sogar Amputationen) genutzt wurden. Leider ist dieses große Wissen um die giftigen Pflanzen in der Zeit der großen Hexenverbrennungen stark dezimiert worden und so in Vergessenheit geraten. Heute sind diese giftigen Arten nur noch in der Homöopathie zu finden, wo sie aber sehr gute Dienste leisten.
Zu erkennen ist die Meisterwurz deutlich an ihren dreizähligen Blättern, die am Blattgrund von einer bauchigen Blattscheide umschlossen sind. Zwischen Juni und August erscheinen an einem etwa 50–80 cm langen Stängel ihre schönen, weißen, doldenförmigen Blütenstände.

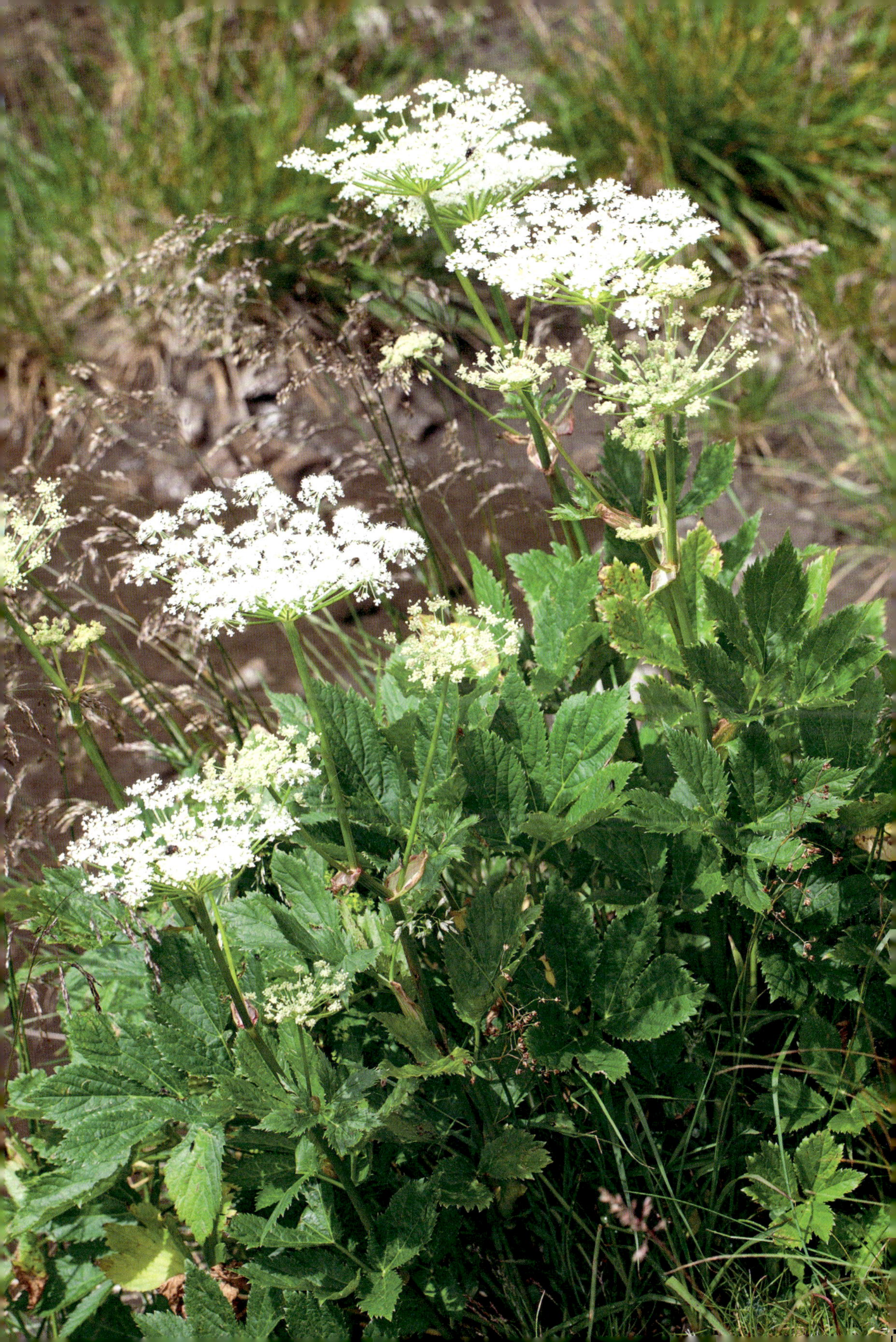

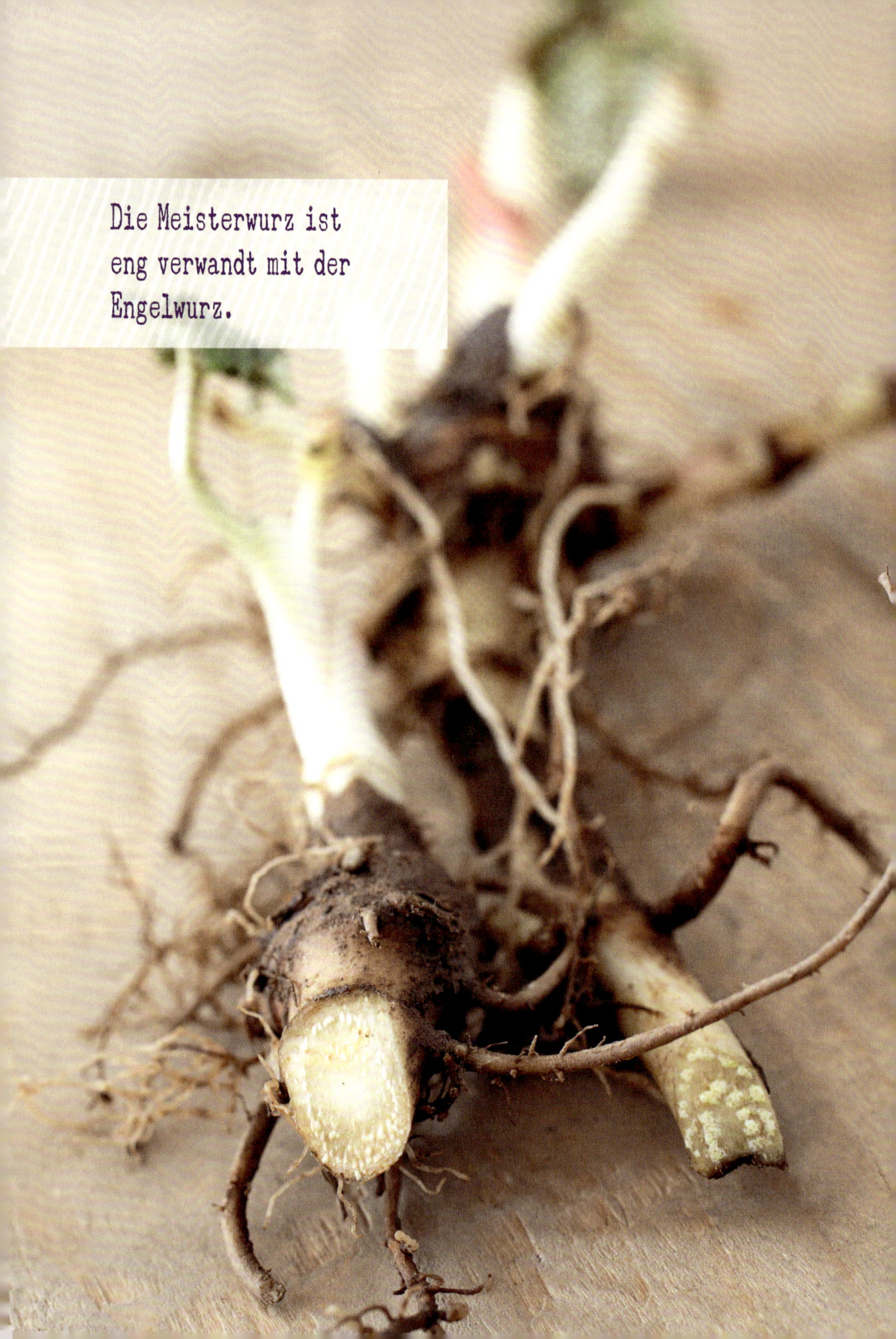

Die Meisterwurz ist eng verwandt mit der Engelwurz.

ANBAUEN UND ERNTEN

Die ausdauernde krautige Pflanze benötigt einen feuchten Standort. Sie mag Höhenlagen bis zu 2700 m, aber mit etwas Glück wächst sie auch in Ihrem Kräutergarten. Ich habe meine Pflanze aus einer Kräutergärtnerei. Sie ist nicht sehr groß, schlägt sich aber wacker. Kleine Pflänzchen aus Samen zu ziehen, ist relativ anspruchsvoll. Sollten Sie jedoch in den Bergen unterwegs sein und auf Meisterwurzfrüchte treffen, lohnt es sich, den Versuch zu wagen. Sammeln Sie einige reife Samen und geben Sie diese gleich am neuen Standort in die Erde, da sie möglicherweise nicht lange keimfähig sind.

GESUNDHEIT

Drei große Blätter waren bei unseren gelehrten Vorfahren ein Zeichen für Erkrankungen der Leber, z.B. bei Gelbsucht. Denn auch unsere Leber hat diese Zeichen: 3 Leberlappen. Die Gelehrten alter Zeiten nannten das die Signaturenlehre. Eine Lehre, bei der vom Aussehen der Pflanze auf ihre Heilwirkung geschlossen wurde. Paracelsus, ein großer Gelehrter dieser Zeit, schätze die Meisterwurz als Heilmittel sehr. Von ihm wird berichtet, er habe, zum Schutz vor Ansteckung immer ein Stück der Wurzel bei sich getragen. Er empfahl Stücke der Wurzel als abwehrstärkendes Mittel im Munde zu halten, besonders in Pestzeiten. Berichtet wird, dass man Kindern in dieser Zeit ein Wurzelstück als Schutzamulett um den Hals band, um sie vor Ansteckung zu schützen. Auch Hildegard von Bingen nutzte die Wurzel der Meisterwurz in Wein eingelegt als Gegenmittel bei ansteckenden Erkrankungen. Ihr Volksname Brustwurz zeigt den Bezug zu Erkältungskrankheiten, Bronchitis und Lungenentzündung. Durch ihren feurigen Charakter (scharf und aromatisch) nutzte man sie als Mittel bei Erkrankungen der oberen Atemwege und als gutes Mittel bei Schnupfen. Volkstümliche Sprüche belegen, dass die Meisterwurz eine gute Pflanze für Männer ist und sie im Alpenraum als „Ginseng des Westens“ betrachtet wird. Sie hilft außerdem, die Verdauungssäfte zu aktivieren, den Darmtrakt zur reinigen und Giftstoffe aus dem Körper zu schleusen.

Die im ätherischen Öl befindlichen Terpene wirken antibakteriell, immunmodulierend und entzündungshemmend. In meinen Kursen empfehle ich sie immer wieder als wichtiges Vorbeugungs- und Notfallmittel für die Reiseapotheke. Bei unliebsamen Magen-Darm-Problemen hilft sie schnell wieder auf die Beine. Sie wirkt erwärmend und aufhellend auf die Psyche, reinigt Wunden, wirkt ausleitend und entgiftend und gilt als allgemeines Stärkungsmittel. Ich persönlich habe sehr gute Erfahrungen mit der Wurzeltinktur in der Borreliose-Nachsorge gemacht und empfehle diese Tinktur bei Infektionskrankheiten.

Menschen mit Magenschleimhautentzündung, Zwölffingerdarmgeschwüren oder Gallensteinen sollten die Meisterwurz meiden, da sie reizend auf die Schleimhäute wirkt.

Zur allgemeinen Stärkung kann ein Tee aus den Blättern, der ebenso bei Magenverstimmungen und Erkältungskrankheiten getrunken wird, hilfreich sein. Natürlich kann die Wurzel für Tee genutzt

werden: Die zerkleinerte Wurzel in kaltem Wasser ansetzen, kurz aufkochen, ziehen lassen und schluckweise trinken.
Die Wurzel im Herbst gegraben kann als Pulver zu Tischgewürz oder in Kräutersalz Verwendung finden. Sie gibt aufgesetzten Schnäpsen Aroma, kann zu Tee und Tinktur verarbeitet werden und hat sehr gute Heilwirkungen.

Meisterwurztinktur

- *Meisterwurzwurzeln, frisch*
- *70%iger Alkohol (Obstbrand oder Weingeist)*

Graben Sie die Wurzeln der Meisterwurz im Herbst, waschen Sie diese gründlich und schneiden Sie die Wurzel in kleine Stücke oder mörsern Sie diese. Füllen Sie ein Glas zu 2/3 mit den Wurzelstücken bzw. dem Wurzelbrei und übergießen Sie alles mit 70%igem Alkohol. Dieses Glas stellen Sie für 2 bis 3 Wochen an einen warmen Ort und schütteln es täglich gut durch. Danach die fertige Tinktur abfiltern und in dunkle Tropffläschchen geben.
Meisterwurztinktur ist hilfreich bei Verdauungsproblemen mit Völlegefühl. Weiterhin nutzt man die Tinktur in der Nachsorge bei Infektionserkrankungen, um den Körper gründlich zu reinigen und Giftstoffe auszuleiten, auch als Stärkungsmittel in Phasen der Rekonvaleszenz. Bei Bedarf nehmen Sie 3 × tägl. 5 bis 10 Tropfen ein.
Diese Tinktur kann man im Sommer auch von den Blättern und Blüten der Meisterwurz herstellen. Sie ist nicht ganz so aromatisch, aber trotzdem wirksam.

Meisterwurzwein

- *Meisterwurzwurzeln, frisch oder getrocknet*
- *Rotwein*

Gießen Sie am Abend 1 Glas Rotwein auf 2 TL angemörserte Meisterwurzwurzel und lassen Sie diese Mischung bis zum Morgen ziehen. Gießen Sie den Rotwein der Mischung in eine andere Flasche ab und geben Sie nochmals neuen Wein über die Wurzeln. Lassen Sie die neue Mischung nochmals für max. 10 Stunden stehen und gießen Sie nun beide Weinauszüge zusammen. Trinken Sie vor jeder Mahlzeit ein kleines Gläschen davon. Am Abend können Sie wieder frisch ansetzen. Im Kühlschrank ist der Wein etwa 1 Woche haltbar.
Anzuwenden bei Verdauungsstörungen, allgemeiner Schwäche (auch bei älteren Menschen), bei Schwermetallbelastung, zum Entschlacken und Entgiften sowie bei Fieber.

Meisterwurz-Erkältungssalbe

- *2–3 EL Meisterwurzwurzeln, frisch oder getrocknet und pulverisiert*
- *200 ml fettes Öl, z.B. Olivenöl oder Mandelöl*
- *10 g Bienenwachs*
- *1 TL Lanolin (Wollfett)*
- *1 TL Kakaobutter*
- *1 Tropfen äther. Meisterwurzöl*
- *1 Tropfen äther. Thymianöl*
- *3 Tropfen äther. Lavendelöl*

Stellen Sie aus frischen oder getrockneten, ggf. auch pulverisierten Wurzeln der

Meisterwurz ein Auszugsöl her: Geben Sie die Wurzelstücke oder das Pulver in einen Topf und gießen Sie das Öl dazu. Erwärmen Sie die Mischung immer wieder bzw. stellen Sie die Mischung über Nacht warm, z.B. auf einen Heizkörper. Das Öl darf nicht kochen, sonst werden die Inhaltsstoffe zerstört. Das Auszugsöl nochmals erhitzen, nicht kochen, und nun die Wurzeln abseihen, bei pulverisierten Wurzeln das ganze durch ein Leinentuch oder einen sehr feinen Kaffee- bzw. Teefilter geben. In dem Öl schmelzen Sie unter milder Hitze zuerst das Bienenwachs, dann Lanolin und Kakaobutter. Zum Schluss geben Sie die ätherischen Öle zu und füllen alles in Salbendöschen ab. Bitte alles abkühlen lassen und dann erst den Deckel schließen. Die Salbe leistet bei Erkältungen gute Dienste.

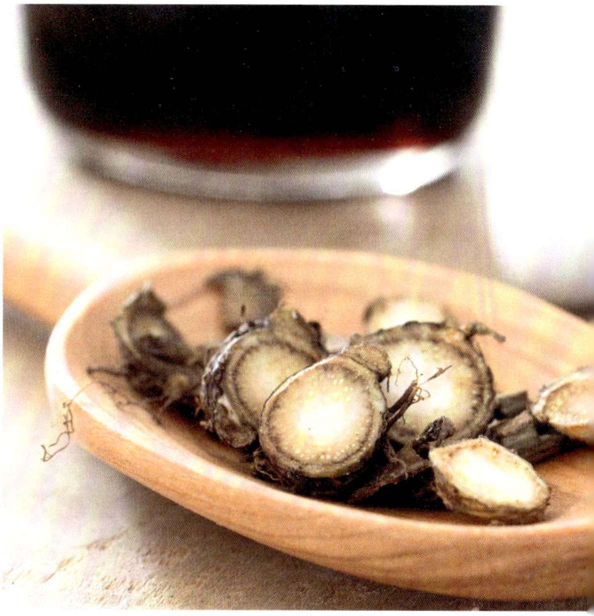

▲ Der Meisterwurzwein fördert Konzentration und Durchhaltevermögen.

Meisterwurzsalz

- *Meisterwurzblätter, -blüten und -samen, frisch*
- *Meisterwurzwurzeln, frisch*

Wenn Sie im Sommer in den Bergen unterwegs sind, wird Ihnen die „Meisterin der Wurzeln" ganz sicher begegnen. Sammeln Sie einige Blätter oder Blüten bzw. Samen. Mörsern Sie diese mit einem guten Steinsalz und geben Sie nun die feuchte Masse auf ein mit Backpapier ausgelegtes Backblech. So kann die Salz-Kräuter-Mischung für 1 bis 2 Tage gut trocknen. Mörsern Sie nun alles noch einmal, so wird es ganz fein und kann als gesundes, würziges Kräutersalz genutzt werden. In einem hübschen Gefäß verpackt ist es ein schönes, gesundes und schmackhaftes Tischgewürz.

Im Herbst verwenden Sie statt der grünen Teile der Pflanze die Wurzel. Sie wird gegraben, gründlich gewaschen und zermörsert. Mischen Sie nun die gemörserte Wurzel 3 : 1 mit gutem Steinsalz und geben diese Mischung in ein großes Einweckglas. Drücken Sie alles fest an und stellen Sie das Glas für 1 Woche zum Mazerieren in den Kühlschrank. Danach schütten Sie die Wurzel-Salz-Mischung auf ein mit Backpapier ausgelegtes Backblech und schieben es in einen auf etwa 30–40 °C aufgeheizten Backofen, bis die Mischung trocken ist. Danach nochmals mörsern, und fertig ist eine kräftige Wurzelmischung, die schmeckt und heilkräftig zugleich ist.

Nelkenwurz

Geum urbanum

Die duftende Wurzel der Nelkenwurz, die unsere Gärten und Wege bevölkert, ist ein ausgezeichnetes Würzmittel mit typischem Gewürznelkenduft. Sie hilft zudem als sanftes Pflegemittel dem Magen und dem Darm mit ihren Inhaltsstoffen.

Alte Gewürzpflanze unter der Erde

Pflanzennamen, alte Volksnamen, Bräuche und das alte Wissen der Volksmedizin sind uralte Archive, aus denen wir heute viel über frühere Anwendungsmöglichkeiten lernen können. Namen wie Nelken*wurz* zeigen an, welcher Teil der Pflanze benutzt wurde. Mitunter sagen diese Namen schon viel über die Wirkungen der Pflanze aus bzw. über ihren Gebrauch. Ich rate den Schülern in meiner Kräuterschule immer, sich die Namen genau anzuhören und Rückschlüsse zu ziehen.
Der deutsche Name Nelkenwurz verrät etwas über den Geschmack der Wurzel – früher wurde sie tatsächlich als Gewürznelkenersatz benutzt. Den Beinamen des wissenschaftlichen Namens *urbanum* (= städtisch) verlieh ihr Carl von Linne, ein gelehrter Mann, der 1735 in seinem Werk *Systema plantarum* ein noch heute gültiges Klassifizierungsschema für Pflanzen entwickelt hat. Dieser Beiname deutet darauf hin, dass sie in unseren Städten zu Hause ist, als eine Heilerin, die sich den Menschen wohlwollend zeigt. In alten Zeiten glaubte man, mit der Nelkenwurz die Liebe einer Frau zu gewinnen. Dafür und bei drohenden Herzerkrankungen trug man die Wurzel als Amulett um den Hals. Hildegard von Bingen empfahl die Nelkenwurz für geschwächte Menschen. Die verschiedenen Volksnamen deuten zudem auf eine leichte aphrodisische Wirkung und auf eine positive Wirkung gegen böse Geister hin.

VOLKSNAMEN

Märzwurz, Benediktenkraut, Weinwurz, Manneskraftwurz, Nagelwurz, Igelwurz

DIE PFLANZE

Die Nelkenwurz ist eine Pflanze, die im zeitigen Frühjahr in meinem Garten durch ihre schönen Rosetten aus runden, samtig weichen Blättern auffällt. Später, wenn sie

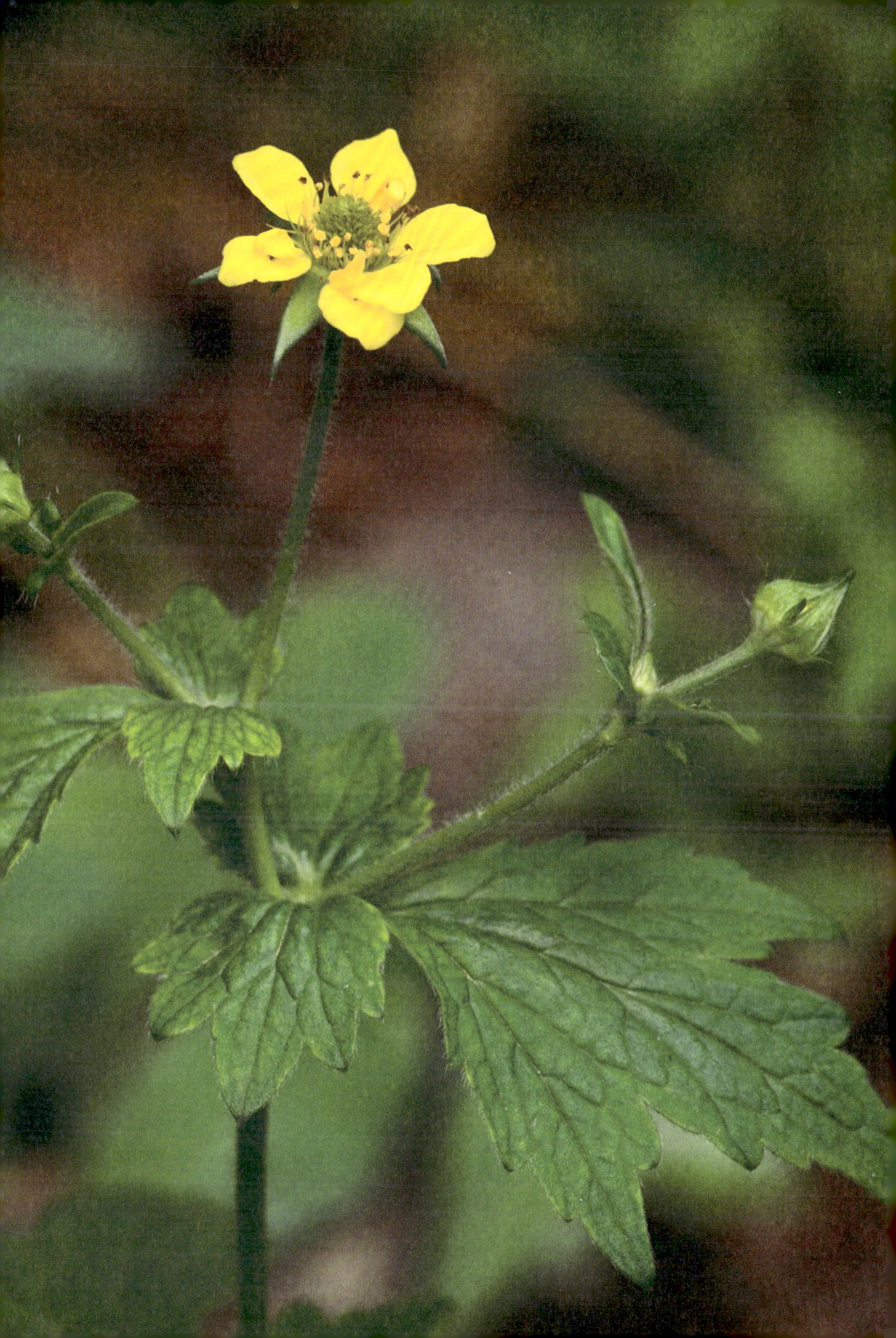

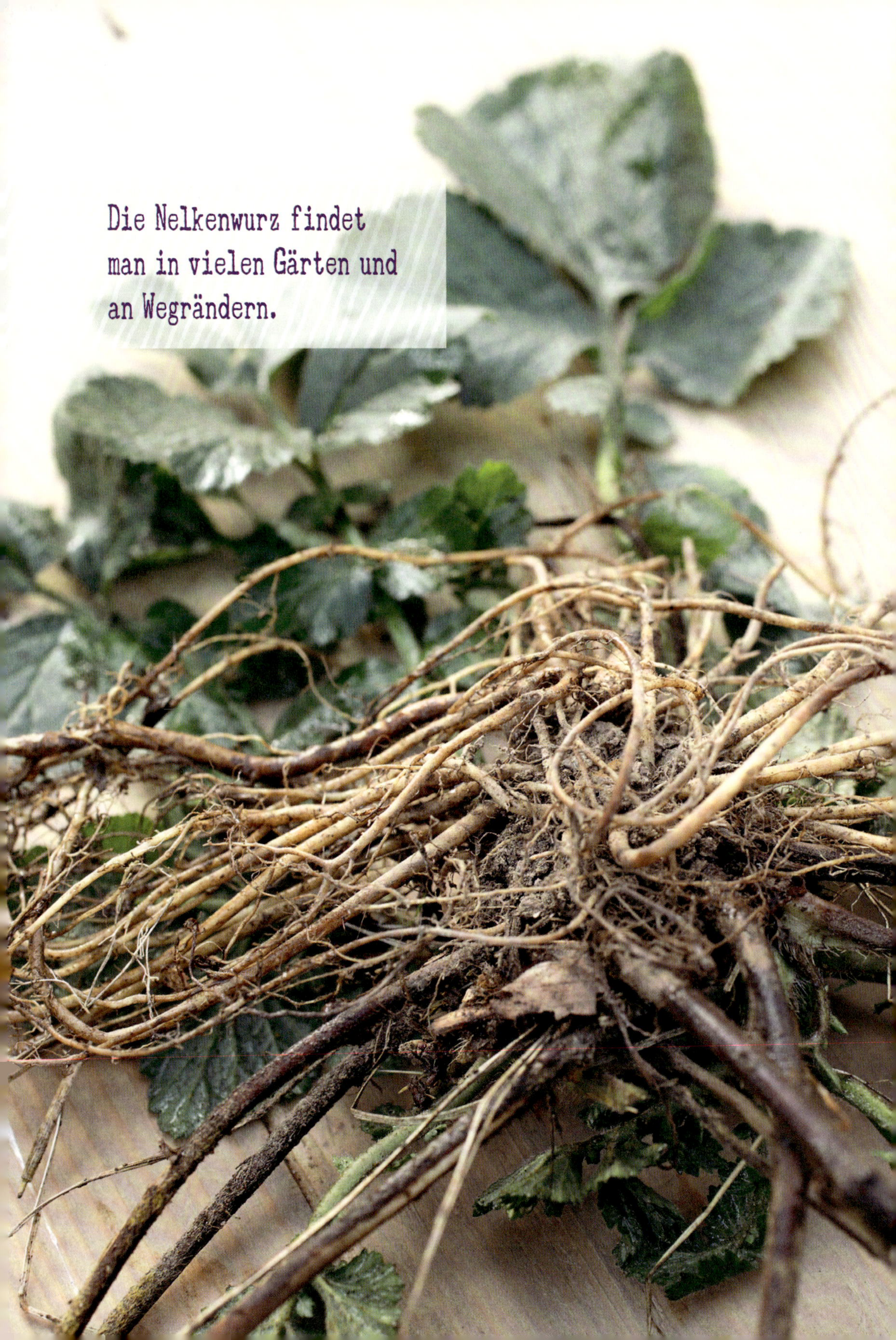

Die Nelkenwurz findet man in vielen Gärten und an Wegrändern.

ihre Stängel austreibt, werden die wechselständigen Blätter immer spitzer und erinnern mich überhaupt nicht mehr an die Pflanze, die ich im Frühjahr vorfand. Die Blätter haben einen gezahnten Rand, sind fünflappig und ohne Blattstiel. Die Nelkenwurz wird je nach Standort etwa 25–100 cm hoch. Anfang Mai bilden sich dann am aufrecht stehenden Stängel kleine gelbe Blüten mit 5 Blütenblättern. Die magische Fünf ist eine Signatur für Rosengewächse und eines der Zeichen, die der Venus unterstellt sind. Denn der Planet Venus, die Herrscherin der Rosengewächse, zieht im Laufe von 8 Jahren ein fast regelmäßiges Pentagramm an den Himmel, einen 5-zackigen Stern. So findet man bei vielen Rosengewächsen irgendwo die Zahl Fünf versteckt, hier bei der Nelkenwurz findet man sie an den Blütenblättern. Aus den kleinen gelben Blüten entwickeln sich hübsche, stachelige Kugeln. Diese Fruchtstände heften sich im Hochsommer durch kleine Widerhaken an unserer Kleidung fest und werden so leicht verbreitet.
Die recht häufig anzutreffende Nelkenwurz wächst an feuchten Waldrändern, auf Wiesen, in Gebüschen und in Hecken. Sie liebt nährstoffreiche, feuchte Böden und ist sogar ein Nährstoffzeiger.

ANBAUEN UND ERNTEN

Durch die kugeligen runden Fruchtstände, die an Menschen oder Tieren, an Hosen und Schnürbändern haften bleiben, werden die Samen der Nelkenwurz schnell und effektiv verbreitet. Sie können ganz einfach gesammelt und im Garten an einer nährstoffreichen Stelle verstreut werden. Schauen Sie einmal genau hin, vielleicht ist die schöne Nelkenwurz schon längst bei Ihnen heimisch.
Der Wurzelstock der Nelkenwurz wird von März bis April oder im späten Herbst gesammelt, gewaschen und gut getrocknet. Das Graben des Wurzelstockes ist recht aufwendig. Sie werden beim Graben feststellen, dass die eigentlichen Wurzeln die feinen Härchen sind, die am unterirdisch kriechenden Trieb wachsen. Sie sind sehr fein und dünn und das macht die Arbeit mühsam.

GESUNDHEIT

Geum urbanum ist eine alte Heilpflanze, die bereits von den Kelten und Germanen benutzt worden ist. Sie galt von jeher als gutes Kräftigungsmittel. Sie wirkt entzündungshemmend, schmerzlindernd und antibakteriell. Ihre Inhaltsstoffe sind ätherisches Öl (Eugenol) und Gerb- und Bitterstoffe. Eugenol ist ein Hauptbestandteil in Gewürznelken und kommt auch in unserer heimischen Nelkenwurzwurzel vor.
Heute wird die Nelkenwurz als Heilpflanze leider unterschätzt. Die Wurzel wirkt als gutes Kräftigungsmittel in Phasen nach Krankheiten. Sie hilft durch ihre vielen Gerbstoffe bei Durchfallerkrankungen und wirkt zusammenziehend z.B. bei Wunden. Gute Dienste leistet sie im Mund- und Rachenraum als Spülung oder Gurgellösung. Ihre Bitterstoffe wirken regulierend auf die Leber- und Gallenfunktion und sie findet Anwendung als Pflegemittel für Magen und Darm. Nelkenwurz wurde in der alten Volksmedizin als gutes Mittel bei Fieber (ähnlich Chinin) angesehen und hilft bei Hämorrhoiden sowie bei inneren

und äußeren Blutungen. Im Mittelalter galt sie als Antidot, also als Mittel bei Vergiftungen, und bei Lebererkrankungen. Auch bei offenen Beinen kann sie gute Dienste leisten. Nelkenwurz wirkt verdauungsanregend und schwach blutstillend.

Nelkenwurztee

- *1 TL Nelkenwurzwurzel, frisch oder getrocknet*
- *250 ml kaltes Wasser*

Geben Sie die fein geschnittenen Wurzelstücke in einen Topf, gießen Sie das kalte Wasser darüber und bringen Sie die Mischung zum Kochen. 5 bis 10 Minuten bei kleiner Flamme sanft kochen lassen, abgießen und trinken.
3 × tägl. 1 Tasse Tee hilft bei Durchfallerkrankungen und dient zur allgemeinen Stärkung. Auch für Spülungen oder Gurgellösungen kann dieser Tee angewendet werden.
Wenn Sie die Wurzel in Milch kochen, schmeckt die Abkochung noch köstlicher, bringt einen guten Schlaf, wirkt entblähend und positiv auf den Verdauungstrakt.

Nelkenwurztinktur

- *2 EL Nelkenwurzwurzeln, frisch*
- *250 ml Korn oder Wodka (etwa 40%ig)*

Schneiden Sie die frischen, gewaschenen Wurzeln der Nelkenwurz so klein wie möglich. Füllen Sie die Wurzelstücke in ein kleines, helles Glas und gießen Sie den Alkohol darüber. Alle Wurzelstücke sollen gut bedeckt sein. Stellen Sie das Glas nun für 1 Mondzyklus (etwa 28 Tage) an einen warmen, hellen Platz und schütteln Sie täglich. Nach den 28 Tagen seihen Sie die Tinktur ab und geben diese in dunkle Tropffläschchen, damit sie gut dosiert werden kann.
Nelkenwurztinktur dient als Spülmittel bei Zahnfleischentzündungen oder anderen Erkrankungen im Mundraum und ist weiterhin ein gutes Pflegemittel für Magen und Darm z.B. nach Durchfällen. Für eine Anwendung geben Sie etwa 5 bis 10 Tropfen in 1 Glas Wasser oder Tee.

Nelkenwurz-Kräuterlikör

- *1 bis 2 Nelkenwurzwurzeln, frisch oder getrocknet*
- *je 1 Handvoll Blüten von: Malve, Schafgarbe, Ringelblume, Rosen, frisch oder getrocknet*
- *1 Handvoll (ca. 15 Stück) Pfefferminz- und Melissenblätter, frisch oder getrocknet*
- *1 l Korn oder Wodka (etwa 40%ig)*
- *1 TL gestoßene Koriander- oder Fenchelsamen*
- *2–3 EL Honig*

Wenn Sie eine frische Nelkenwurzwurzel verwenden, reinigen Sie diese gründlich, zuerst unter fließendem Wasser, danach die kleinen Wurzelhärchen zusätzlich mit einer Bürste, und schneiden Sie den Wurzelstock klein. Geben Sie die Wurzelstücke in ein Einweckglas und füllen Sie Malve, Schafgarbe, Ringelblume, Rosen sowie die Pfefferminz- und Melissenblätter ein. Übergießen Sie die Pflanzen mit

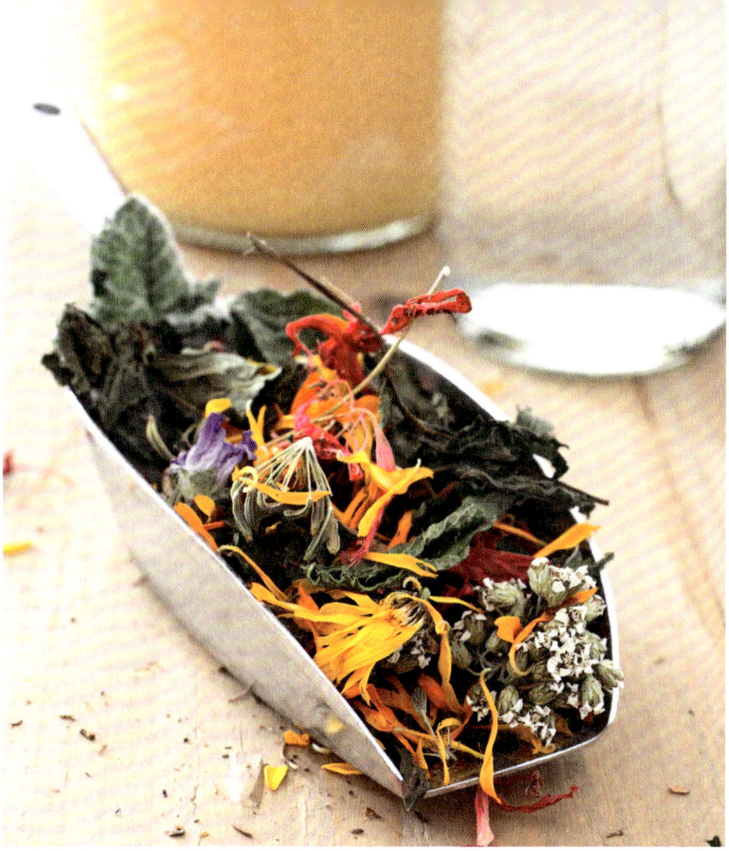

◄ Nelkenwurz aromatisiert zusammen mit ausgesuchten Blüten einen feinen Kräuterlikör.

Korn oder Wodka, bis alles gut bedeckt ist, und fügen Sie nun die Koriander- oder Fenchelsamen hinzu. Zuletzt geben Sie den Honig an die Mischung. Stellen Sie das geschlossene Glas an einen warmen dunklen Ort und lassen Sie die Köstlichkeit reifen. Nach etwa 2 Monaten abseihen und in saubere Flaschen füllen.
Der Kräuterlikör eignet sich gut als Verdauungshilfe, bei Völlegefühl und Blähungen oder als Aperitif.

Nelkenwurzwurzel als Gewürz

Die Wurzeln der Nelkenwurz müssen getrocknet, danach pulverisiert (siehe Seite 15) und in einem dunklen Glas verpackt werden. Sie können dann mit diesem Küchengewürz ganz fein Rotkraut, Süßspeisen, Apfelmus oder Plätzchenteig verfeinern. Probieren Sie es einfach aus. Geschmack und Duft der Nelkenwurz sind viel feiner und nicht so intensiv wie die der Gewürznelken. Aber bitte Vorsicht, nicht zu hoch dosieren!

Mein Kräuter-Glühwein-Würzer

- *2 EL Nelkenwurzwurzel, getrocknet*
- *2 Sternanis*
- *1 Stange Zimt*
- *2 EL Bio-Orangenschalen, getrocknet*
- *1 Vanillestange*

Für die Herstellung des Glühweinwürzers die Zutaten zerkleinern und gut getrocknet in einem Schraubglas dunkel aufbewahren. Für 1 Tasse Glühwein etwa 1 TL davon verwenden und evtl. mit Honig süßen.

Seifenkraut

Saponaria officinalis

Die hübschen rosafarbenen Blüten des Seifenkrautes sind eine Augenweide in jedem Kräutergarten. Zugleich waren die rotbraunen Wurzeln der Pflanze in alten Zeiten ein bewährtes Waschmittel unserer Vorfahren.

Rosa Schönheit in Bauerngärten

Diese schöne Pflanze mit den hübschen fünfzähligen, rosafarbenen Blüten, die als Augenweide in meinem Bauerngarten wächst, hat einen Inhaltsstoff, der Saponin heißt. Saponine sind Stoffe, die im Kontakt mit Wasser schäumen, und so wurde das Seifenkraut in alten Zeiten als Waschkraut verwendet. Welchen anderen Namen sollte diese Pflanze auch erhalten? Bis zum Anfang des 20. Jahrhunderts wurde das Seifenkraut in Europa als Waschkraut angebaut. Seifenkraut, mit dem wissenschaftlichem Namen *Saponaria officinalis,* ist eine der „offizinellen" Heilpflanzen. Solche Pflanzen wurden im *Offizium*, dem alten Wort für Apotheke, verkauft.
Man geht davon aus, dass das Seifenkraut bei uns nicht heimisch war, sondern mit Mönchen aus dem südlichen Europa kam. Es wurde später in Klostergärten angebaut.

VOLKSNAMEN

Waschkraut, Waschlaugenkraut, Spatzenkraut, Rote Wurzel, Hustenwurzel

DIE PFLANZE

Das Seifenkraut ist eine ausdauernde, krautige Pflanze. Aus einem reich verzweigten, fingerdicken Wurzelstock treibt der Stängel mit den einfachen weißen bis rosafarbenen Blüten und den Blättern. Das Rhizom bildet reich verzweigte unterirdische Ausläufer. Das Seifenkraut kann bis etwa 80 cm hoch werden und ist sehr robust. An seinem aufrechten Stängel findet man kreuzgegenständige, dunkelgrüne, weich behaarte Blätter. Die Blüten des Seifenkrautes zeigen sich von Juni bis in den Oktober hinein. Sie duften schwach und haben 5 Blütenblätter. Man findet das Seifenkraut vor allem an Wegrändern, an Hecken und an Flussufern in fast ganz Europa.

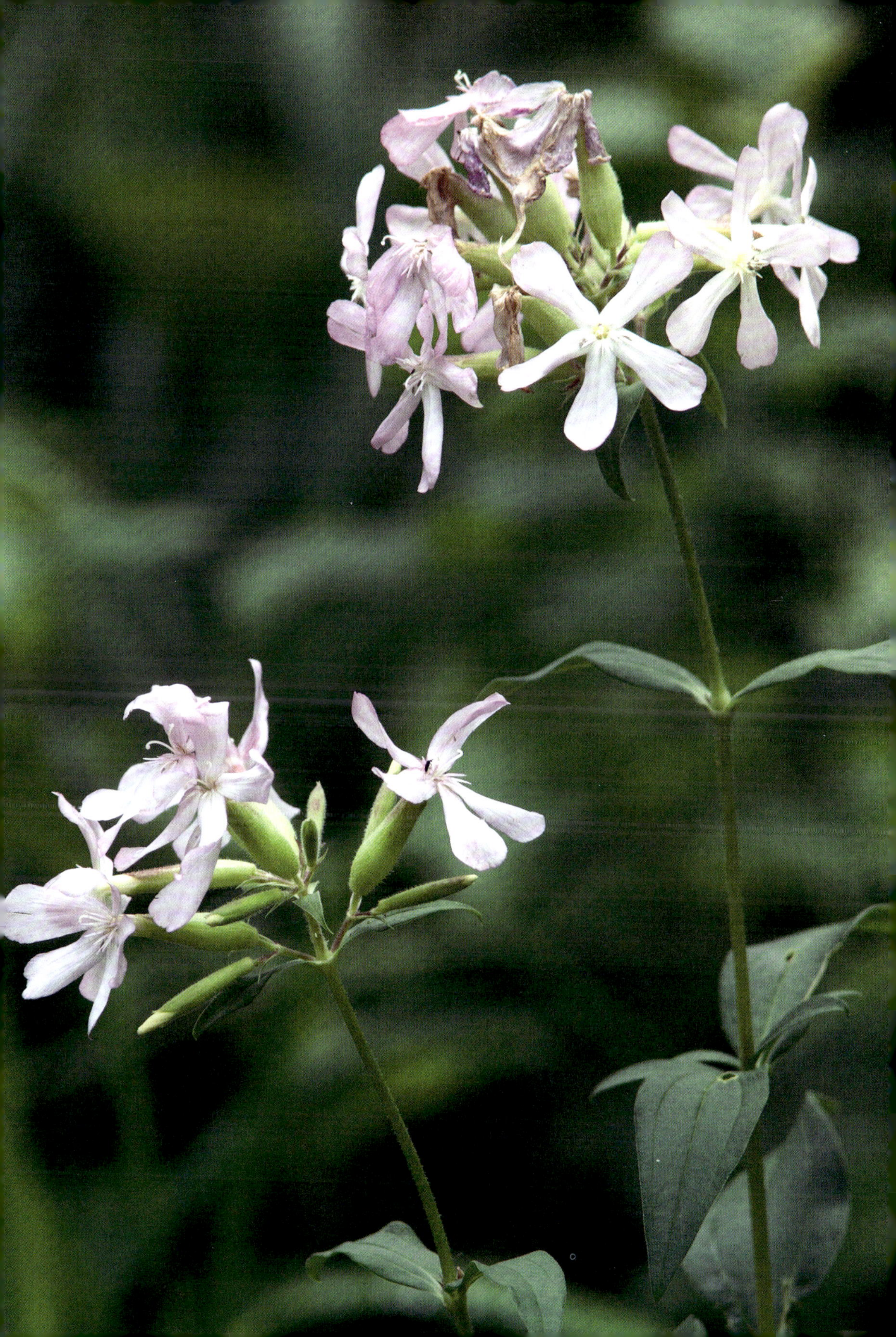

ANBAUEN UND ERNTEN

In der Natur vermehrt sich das Seifenkraut meist über Wurzelausläufer. Im Handel erhalten Sie Samen unterschiedlicher Arten, so beispielsweise mit gefüllten Blüten oder Bodendeckerarten. Für die Anwendung als Heilpflanze und Waschkraut ist aber nur das Gewöhnliche Seifenkraut (*Saponaria officinalis*) sinnvoll.

▼ Das hübsche Seifenkraut hat rotbraune Wurzeln.

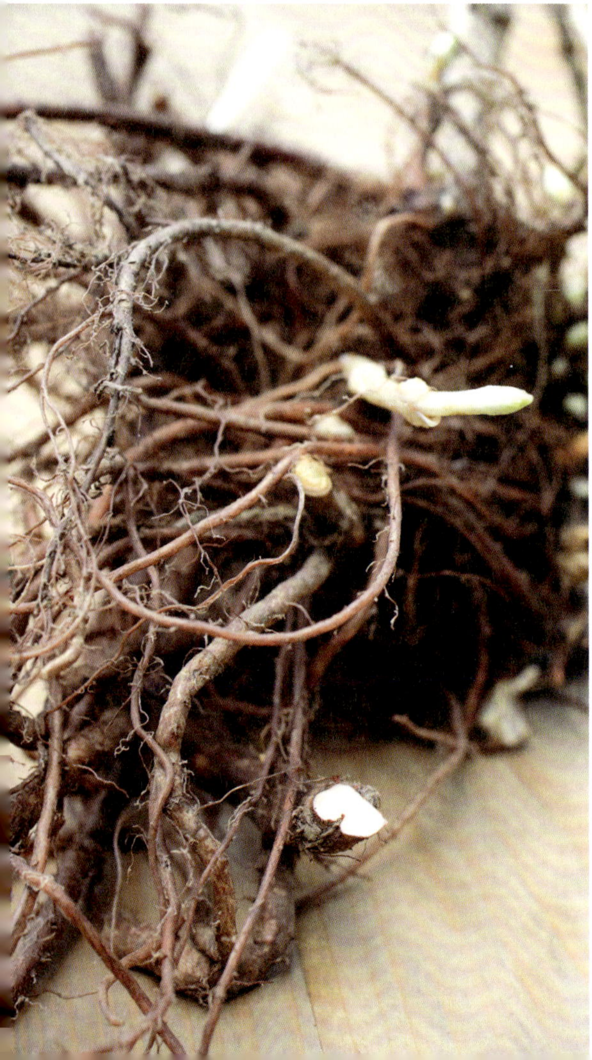

Es stellt keine besonderen Ansprüche an den Boden. Normale Gartenerde und ein sonniger Standort genügen. Seifenkraut ist für Wildpflanzengärten geeignet, da es robust und winterhart ist. Im Sommer locken die Blüten verschiedene Insekten und besonders Nachtfalter an und runden als Schnittblume Wildblumensträuße ab. Den Wurzelstock mit seinen Ausläufern ernten Sie im Herbst, nachdem die Pflanze abgeblüht ist. Da die Pflanze viele Ausläufer bildet, können Sie sich auf eine reiche Ernte freuen. Die Wurzeln sind von rotbrauner Farbe.

GESUNDHEIT

Die wichtigsten Inhaltsstoffe im Seifenkraut sind die Seifenstoffe, die Saponine. Je nach Wachstumsphase sind davon zwischen 2,5 und 9 % enthalten. Diese findet man besonders in der Wurzel, aber auch in den oberirdischen grünen Pflanzenteilen. In der Volksmedizin nutzt man diese Stoffe um festsitzenden Husten zu lösen, um den Bronchialschleim zu verflüssigen und so das Abhusten zu erleichtern. Leider wird die Wurzel des Seifenkrauts heute bei der Behandlung von Erkrankungen der oberen Atemwege durch das Veilchen oder die Schlüsselblume verdrängt.
Die Wurzel vom Seifenkraut wirkt schleimlösend, harntreibend, schwach abführend, antirheumatisch, blutreinigend, entzündungshemmend und pilzhemmend. Die Volksmedizin nutzt die Wurzel bei chronischen Hauterkrankungen.
Vorsicht: Das Seifenkraut ist eine starke Saponinpflanze, die sanft dosiert werden sollte. Es könnte bei einer Überdosierung zur Magenschleimhautreizung kommen.

Waschmittel für feine Stoffe und Seide

- *1 Handvoll Seifenkrautwurzeln*
- *1 l Wasser*

Schneiden Sie die Seifenkrautwurzeln klein und geben Sie diese in einen Kochtopf. Füllen Sie das Wasser dazu und lassen Sie die Wurzeln für etwa 30 Minuten bei geringer Hitze köcheln. Rühren Sie gelegentlich um. Filtern Sie dann die Wurzelstücke durch ein Sieb und fangen Sie den Sud auf. Sobald der Sud handwarm ist, können Sie darin feine Seide und Wolle sowie Stoffe, die keine hohen Temperaturen vertragen, waschen. Diese Seifenlauge hält sich im Kühlschrank etwa 1 Woche. Auch als Fleckenmittel für feine Stoffe ist der Absud hervorragend geeignet: Geben Sie eine kleine Menge der Lauge zuerst punktuell auf den Fleck und waschen Sie die Stoffe dann wie oben beschrieben.

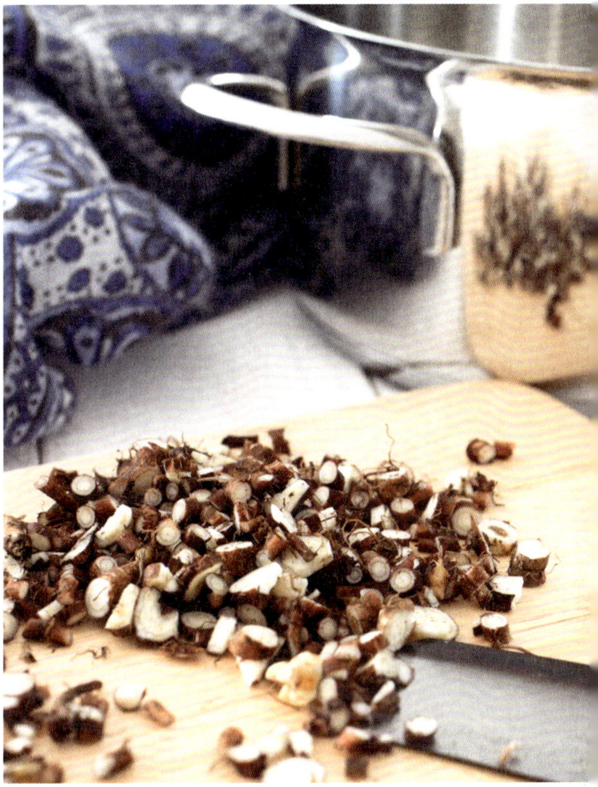

▲ Seifenkrautwurzeln eignen sich gut als Waschmittel für feine Stoffe.

Seifenkraut-Haarwäsche

- *1 Handvoll Seifenkrautwurzeln, getrocknet*
- *1 l kaltes Wasser*
- *1 Handvoll Minze oder Melisse, getrocknet*
- *1 Handvoll Rosenblüten, getrocknet*

Geben Sie die Seifenkrautwurzeln in einen Topf mit kaltem Wasser und bringen Sie es zum Kochen. Dann lassen Sie sie für etwa 20 bis 30 Minuten auf kleiner Flamme ziehen. Gießen Sie alles durch ein Sieb ab und fangen Sie den Sud auf. Übergießen Sie nun die Minze oder Melisse und die Rosenblüten mit dem heißen Sud aus den Wurzeln und lassen Sie alles auf Körpertemperatur abkühlen. Der abgeseihte Sud kann jetzt zum Waschen der Haare verwendet werden. Zum Abschluss kann das Haar mit einer Bio-Essigmischung gespült werden.

Bitte probieren Sie anfangs den Sud an einer Körperstelle aus, um allergische Reaktionen zu vermeiden.

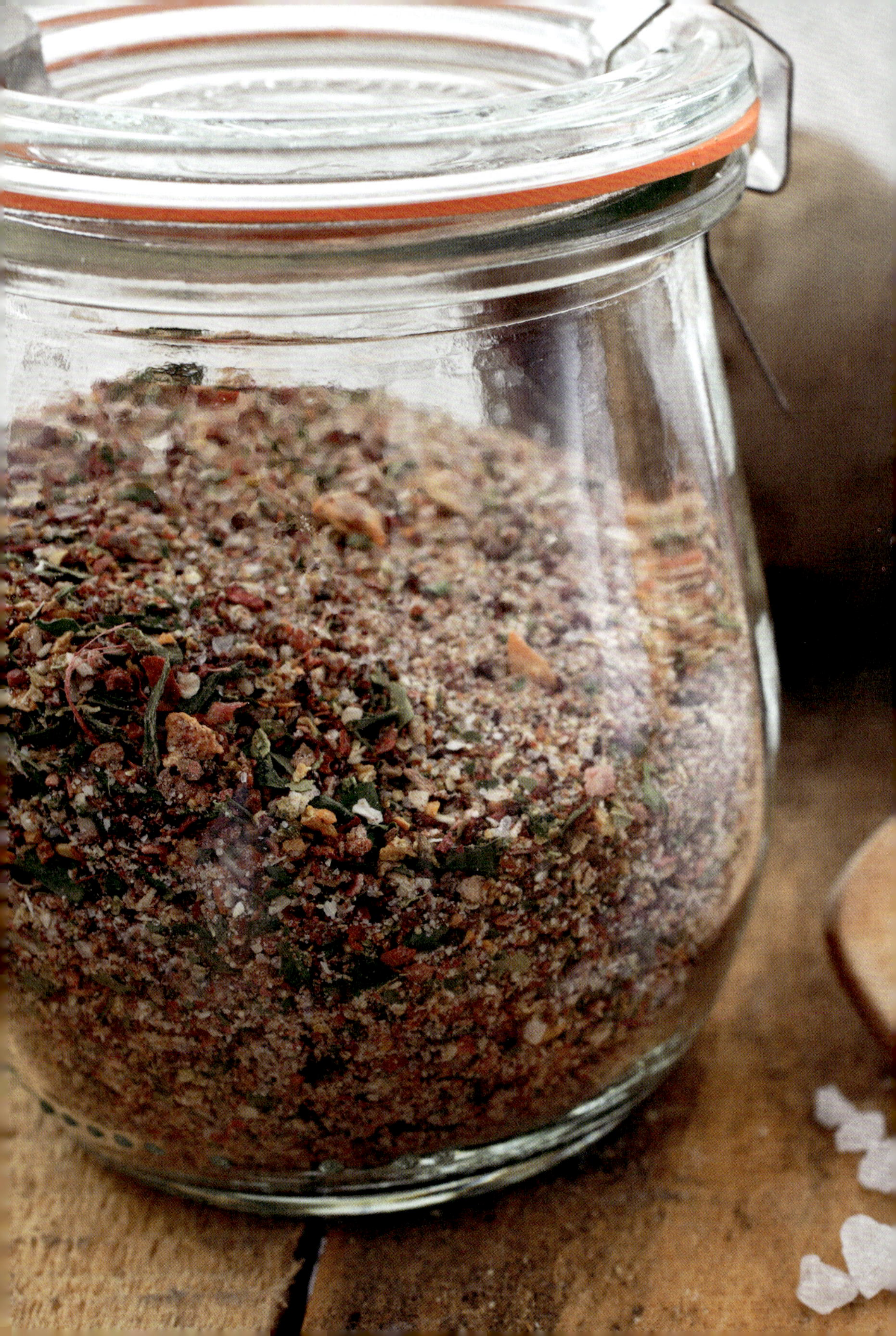

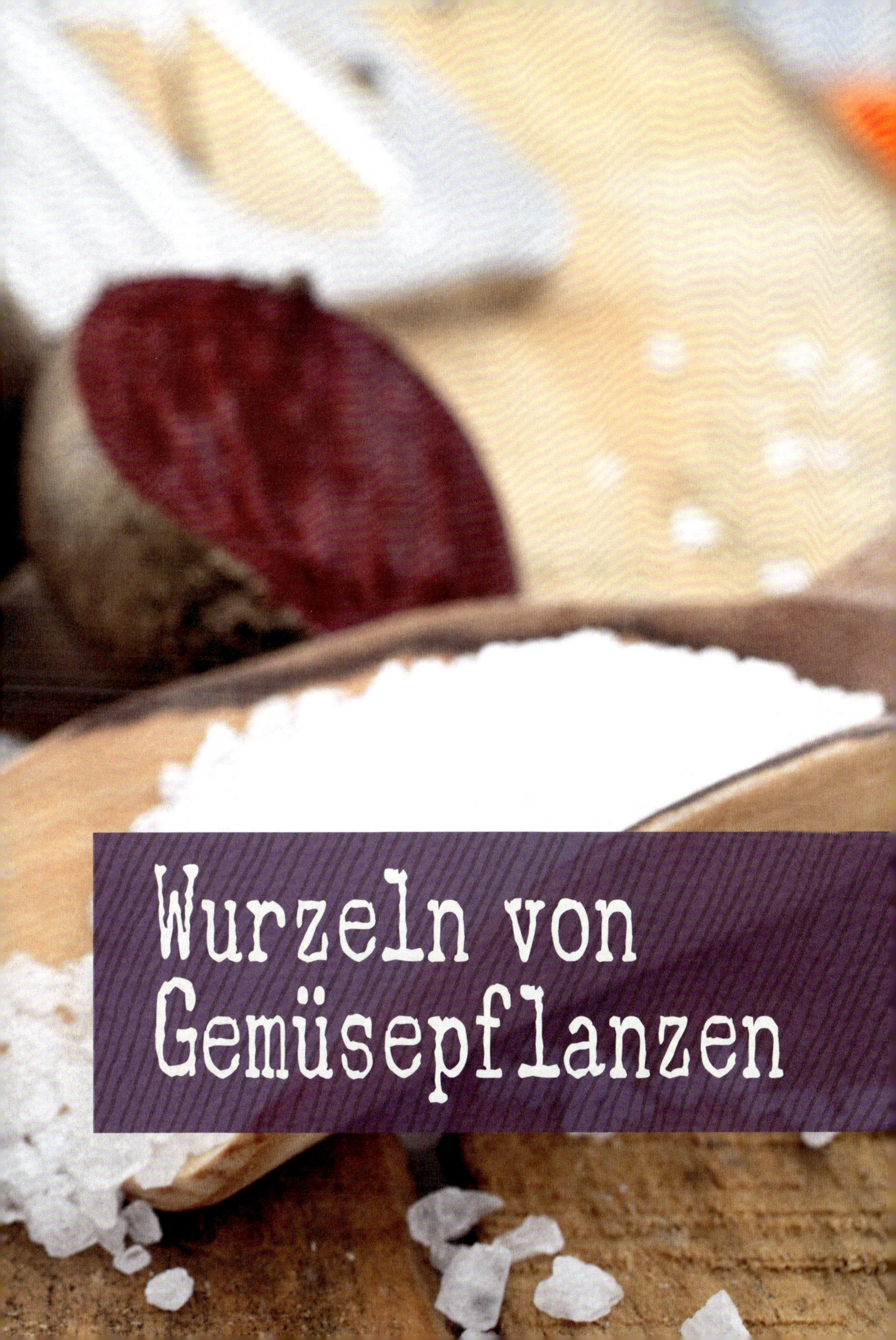

Wurzeln von Gemüsepflanzen

Haferwurz

Tragopogon porrifolius

Haferwurz, die vergessene Zier-, Gemüse- und Heilpflanze, findet man kaum noch in unseren Gärten. Ich habe die Haferwurz im Klostergarten des Klosters Michaelstein in Blankenburg im Harz wieder entdeckt – und erfreue mich an den schmackhaften Wurzeln.

Die gesunde Nahrung bei Diabetes

Haferwurz, eine Zierpflanze, Gemüsepflanze und Heilpflanze mit wunderbarer Wurzel ist aus unseren Gärten verschwunden. Noch in den Kriegsjahren wurde sie als nahrhafte und zugleich gesunde Wurzel angebaut und genutzt. Als ich vor nicht allzu langer Zeit im Kloster Michaelstein in Blankenburg im Harz ein Wurzelseminar gegeben habe, staunte ich nicht schlecht, diese seltene Pflanze dort wiederzufinden. Dort gibt es einen Klostergarten, der nach alten Plänen angelegt wurde, und dazu einen Gemüsegarten mit allerlei seltenen alten Gemüsepflanzen, so auch der Haferwurz. Ich versuchte Informationen zur Haferwurz zu sammeln, das war nicht leicht. Sie wurde bis ins 19. Jahrhundert hinein angebaut, danach vergessen und durch die Schwarzwurzel verdrängt. Ursprünglich kommt sie aus Nordafrika bzw. Südosteuropa. Seit der Mitte des 16. Jahrhunderts wurde sie bei uns angebaut. Dass die Haferwurz sehr nahrhaft war, wusste man schon damals – wie ein altes Sprichwort belegt: „Habermark macht d' Bube stark". Anfang des 19. Jahrhunderts nutzte man sie als Diät- und Krankenkost.

VOLKSNAMEN

Habermark, Weisswurz, Milcher, Hafermaukel, Markwurzel, Bocksbart. Der Volksname Austernpflanze weist auf ihren Geschmack hin.

DIE PFLANZE

Die Haferwurz gehört zur Familie der Korbblütengewächse. Sie ist eine zweijährige, winterharte Pflanze, die im ersten Jahr nur ihre kräftige Blattrosette mit den schmalen, 30–40 cm langen Blättern bildet. Im zweiten Jahr trägt sie an langen Stängeln duftende, lilafarbene Blüten, die (bis auf die Farbe) ähnlich wie die Blüten des Wiesenbocksbarts aussehen. Blütezeit

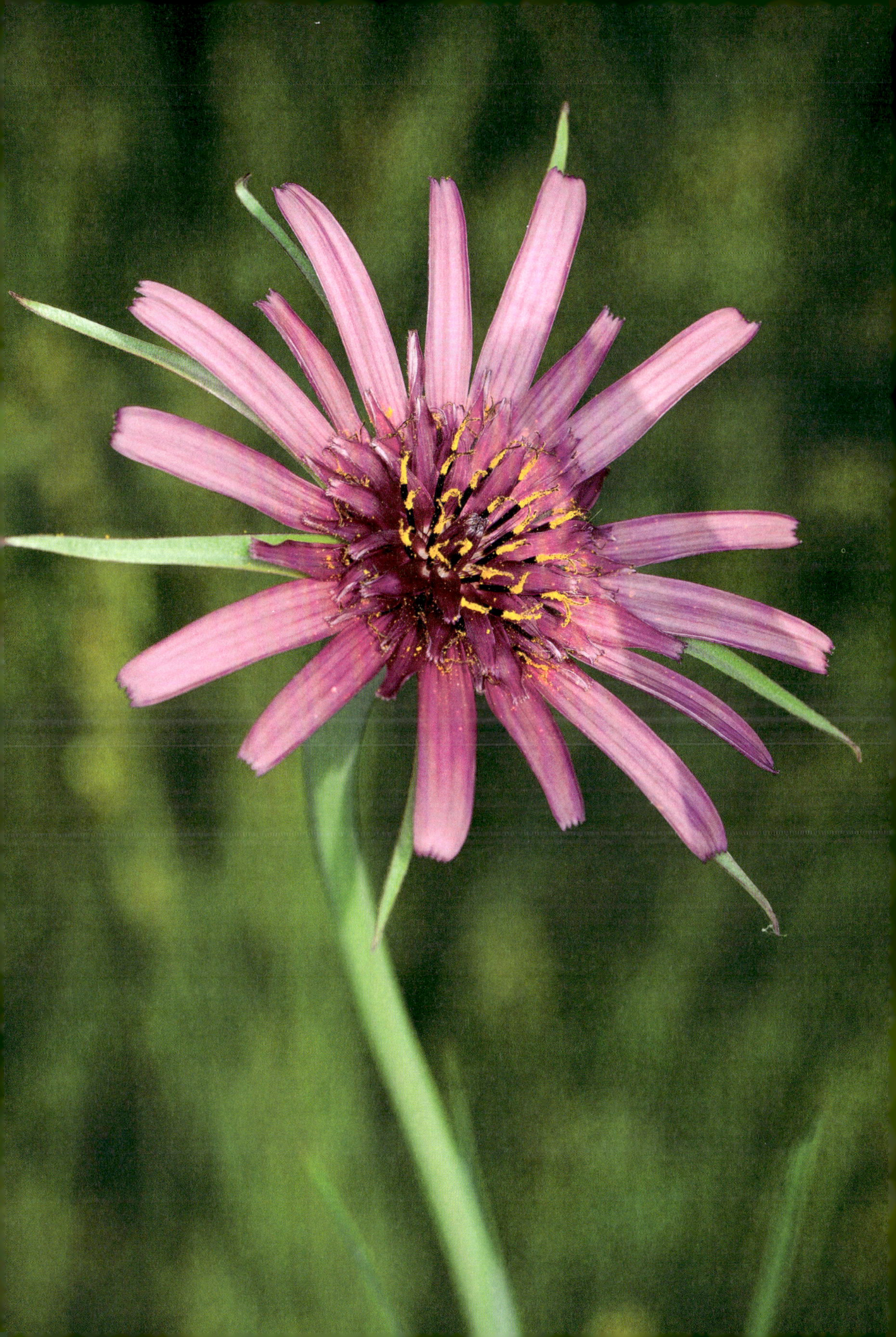

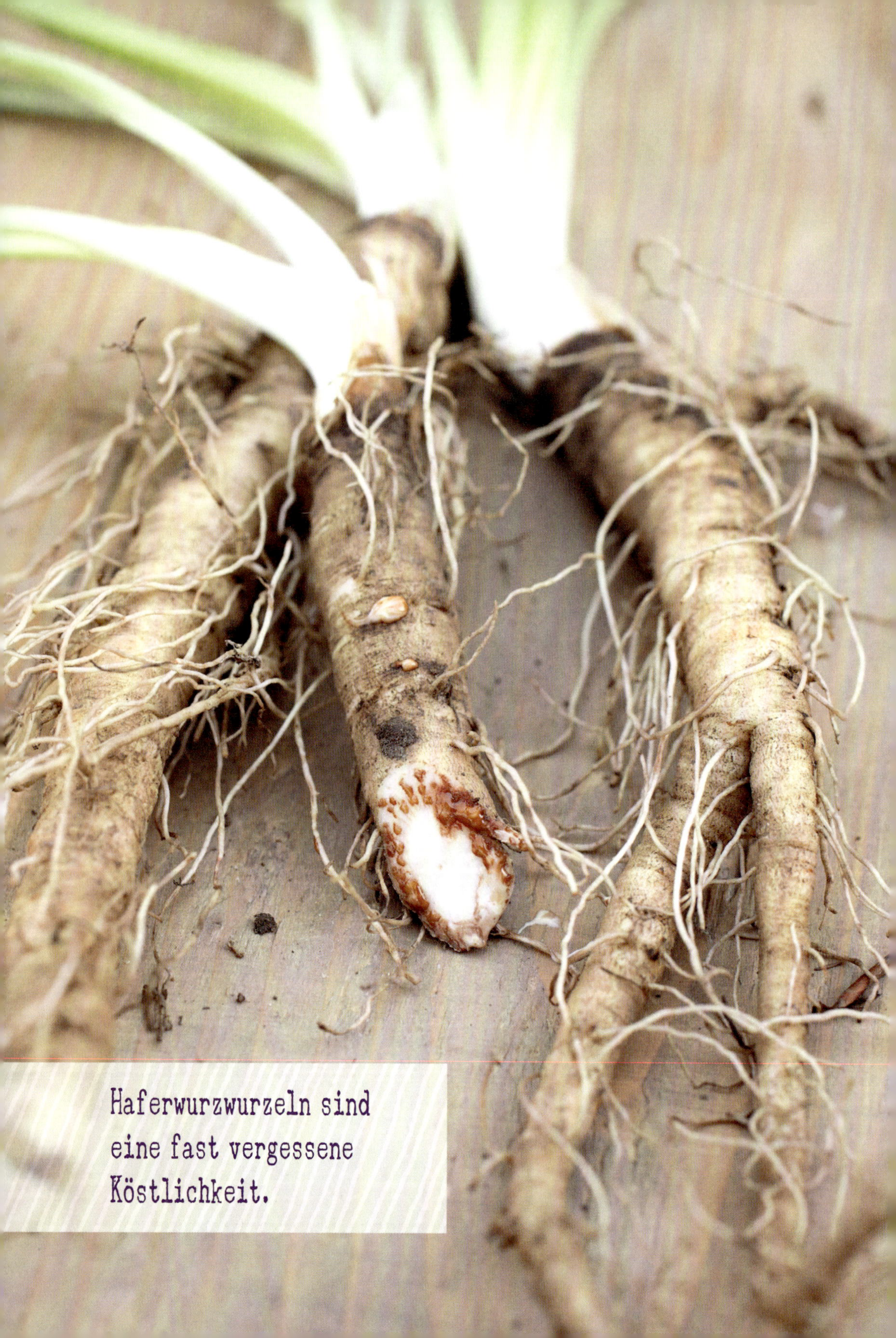

Haferwurzwurzeln sind eine fast vergessene Köstlichkeit.

ist von Juni bis August. Im Herbst reifen ihre Früchte, die denen des Löwenzahns ähneln. An den zarten, langen Stängeln trägt sie dann wunderschöne zarte kugelförmige Gebilde. Das sind ihre Fruchtstände, dessen Früchte der Wind in die Welt hinaus trägt. Ihre schlanken Wurzeln, die wiederum wie Schwarzwurzeln aussehen, werden im Herbst des ersten Jahres geerntet.

ANBAUEN UND ERNTEN

Die Samen der Haferwurz können Sie in Demeter-Qualtiät im Handel beziehen. Sie werden von März bis April ausgesät. Haferwurz bevorzugt einen lockeren, tiefgründigen und nährstoffreichen Boden und einen sonnigen Standort. Später werden die jungen Pflanzen auf einen Abstand von etwa 10–20 cm vereinzelt. So verhindern Sie eine vorzeitige Blüte. Vom Spätherbst bis zum Frühjahr können dann die Wurzeln geerntet werden. Die Wurzeln vor dem späten Herbst zu ernten, ist nicht sinnvoll, da sie gerade dann noch einmal einen Wachstumsschub erleben. Sobald sich der Blütenstängel bildet, wird die Wurzel jedoch ungenießbar hart und holzig. Die Wurzel ist schlank und bis zu 30 cm lang. Sie bricht bei der Ernte leicht, deshalb sollten Sie recht tief graben. Äußerlich ist die Pfahlwurzel gelblich und etwas haarig, innen weiß. Sie enthält einen weißen bis bräunlichen Milchsaft und ähnelt der Schwarzwurzel. Da sie auch Frosttage gut in der Erde übersteht, kann sie jederzeit geerntet oder in Sand in einer Miete gelagert werden. Die Haferwurz ist eng mit dem Wiesenbocksbart verwandt, er blüht aber gelb.

Haferwurz kann auch zu Zierzwecken angebaut werden, da die Blüte sehr schön aussieht und bei Sonnenschein ihre hübschen lilafarbenen Blüten öffnet. Die Haferwurz ist im Garten eine sehr robuste Pflanze, die kaum zu Krankheiten neigt und von Schädlingen nur selten befallen wird.

GESUNDHEIT UND KÜCHE

Seit der Antike stand die Haferwurz in den Mittelmeerregionen auf dem Speiseplan und wurde auch zu medizinischen Zwecken eingesetzt. Sie vervollständigte auch im späten Winter noch den Speiseplan unserer Vorfahren. Die oberirdischen Teile der wunderschön lila blühenden Pflanze sowie ihre Blätter wurden genau wie die Wurzel in der Küche genutzt und sind essbar. Die Blüten und jungen Blätter eignen sich als Rohkost. Die lange schlanke Wurzel enthält viel Kalium, Kalzium, Magnesium, Inulin und Carotinoide.
Bereits Dioskurides, ein berühmter Heilkundiger des 1. Jahrhunderts n. Chr., erwähnte die Haferwurz zur Stärkung von Leber und Galle. Auch Hieronymus Bock schrieb im 16. Jahrhundert genau wie Leonhardt Fuchs über die Heilkraft der Haferwurz. Heute wissen wir, dass sie durch den Inhaltsstoff Inulin ein ausgezeichnetes Mittel bei der Ernährung von Diabetikern ist. Inulin ist eine Art Stärkeersatz, der den Blutzuckerspiegel nicht beeinflusst, aber süß schmeckt. Die Haferwurz gilt weiterhin als Lebertonikum und Magenmittel und wirkt Bluthochdruck und Arteriosklerose entgegen. Interessanterweise beziehen sich die Heilwirkungen fast nur auf ihre Wurzel. Schon

der Name Haferwurz deutet an, dass die Wurzel sehr interessant ist. Aus den oberirdischen Teilen Tee zu kochen, ist eher unüblich.
In unserer Zeit kennen wir die Haferwurz höchstens noch für die Küche, nicht aber als Heilkraut. Die Wurzel als Heilmittel zu verwenden, wäre aber durchaus möglich. Albertus Magnus erwähnte die Haferwurz im 13. Jahrhundert aufgrund ihres guten Geschmackes. Heute wird die Haferwurz in größerem Umfang nur noch in England angebaut. Sie wurde später durch die Schwarzwurzel in der Küche verdrängt. In einigen Klostergärten gibt es sie auch als Pflanze zu sehen.
Soll die Wurzel in den Kochtopf wandern, wird sie gewaschen und gebürstet. Haferwurzeln müssen nicht geschält werden, die Haut ist weich und kann nach dem Kochen noch abgezogen werden. Die Wurzel besitzt, besonders wenn sie größer ist, Härchen, die einfach abgerubbelt werden können. Möchten Sie sie doch schälen, rate ich zu Gummihandschuhen. Der Milchsaft der Wurzeln hinterlässt Flecken, auch auf Kleidung, Messern und Töpfen. Geben Sie die geschälten Wurzeln gleich in einen Topf mit Essig- oder Zitronenwasser.
Haferwurz ist ein gesundes, schmackhaftes Gemüse und kann wie Schwarzwurzel in der Küche verwendet werden. Sie ist eine gute Alternative zu Fleischgerichten und eignet sich als Gemüsebeilage mit Käse-, Sahne- oder Bechamelsoße. Haferwurz passt in Gemüsesuppen als Einlage mit anderen Wintergemüsen oder püriert in feine Cremesüppchen. Ihr Aroma ist süßlich-nussig und sie bereichert damit auf köstliche Weise die gesunde Küche.

Haferwurz-Cremesuppe

* *500 g Haferwurzwurzel, frisch*
* *750 ml Gemüsebrühe*
* *½ Becher Sahne*
* *1 EL Zitronensaft und etwas Zitronenabrieb*
* *Salz, Pfeffer etwas Zucker*

Schneiden Sie die Haferwurz nach dem Säubern klein und kochen Sie die Wurzel in der Gemüsebrühe etwa 10 bis 15 Minuten weich. Danach pürieren Sie alles und geben die Sahne dazu. Mit Zitrone und Gewürzen abschmecken. Dazu passt ein dunkles Bauernbrot mit Kräuterbutter.

Haferwurzgemüse

* *Haferwurzwurzel, frisch*
* *Butter*
* *Wasser*
* *Weißwein*
* *Zitronensaft*
* *Salz und Pfeffer*

Waschen Sie die Haferwurz gründlich und schneiden Sie die Wurzeln klein. Kochen Sie die Wurzeln für etwa 10 Minuten in Salzwasser weich und gießen Sie das Wasser dann ab. Schmelzen Sie die Butter in einer Pfanne und schwitzen Sie die Wurzeln darin an. Löschen Sie alles mit einem Schuss Weißwein ab und würzen Sie mit Zitronensaft, Salz und Pfeffer nach. Das Haferwurzgemüse passt gut zu Fleischgerichten oder als vegetarische Variante zu Kartoffeln.

Wurzeln einsalzen

- *Verschiedene Wurzeln, Rüben oder Knollen, wie z.B. Haferwurzwurzel, Möhren, Sellerie*
- *evtl. Lauch*
- *Kräuter*
- *Salz*

Das Gemüse und die Kräuter sehr klein schneiden bzw. in einem Mixer fein zerkleinern. Dann schichtweise mit Salz in ein Glas geben. Die Gemüse fest eindrücken, das Glas mit einem Deckel verschließen und im Kühlschrank aufbewahren. So verarbeite ich meine Gemüsereste, die im späten Herbst noch im Garten zu finden sind. Die so vorbereiteten Wurzeln halten im Kühlschrank etwa 6 Monate und sind eine gute Grundlage für Suppen und Soßen.

▼ Einfach, aber trotzdem etwas Besonderes – feines Haferwurzgemüse.

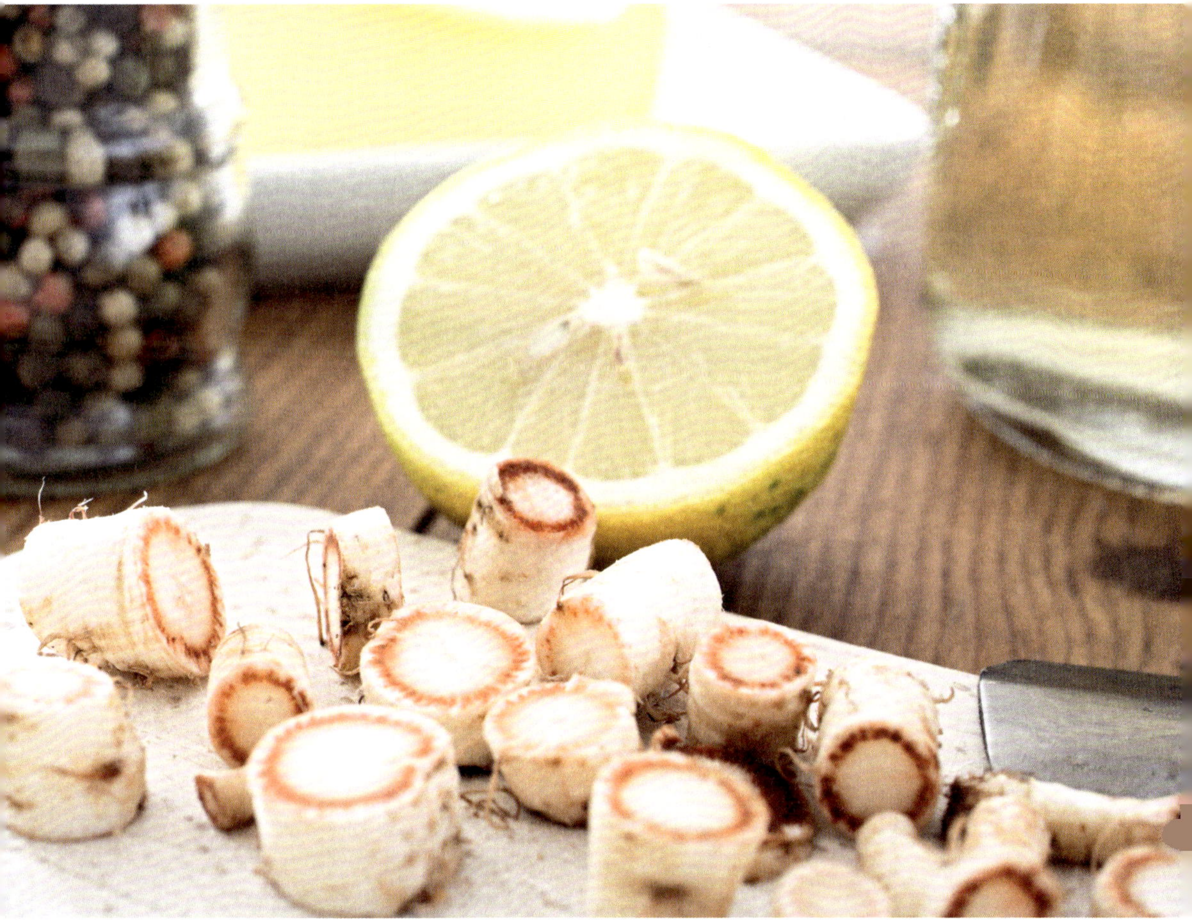

Meerrettich

Armoracia rusticana

Starke, lange, weiße Pfahlwurzeln die von Scharfstoffen nur so strotzen, das ist der Meerrettich, der auf unseren Wiesen wächst. Nur in seinen frischen Wurzeln zeigt er uns seine volle Kraft, seine Köstlichkeit und seine große Heilkraft.

Scharfe Wurzel mit viel Heilkraft

Wenn ich im Sommer die großen, kräftigen, dunkelgrünen Blätter des Meerrettichs mit seinen zarten weißen Blüten entdecke, denke ich daran, welch große Gewürz- und Heilkraft unter der Erde in der Wurzel steckt. Wer die Wurzel gräbt und anschneidet, dem treibt es Tränen in die Augen, so reizend wirken seine Inhaltsstoffe. Diese Stoffe, die dem Meerrettich die Schärfe geben, ihn zu einem wunderbaren Heilmittel machen, aber auch in der Küche wertvolle Schärfe verbreiten, sind Senföle. Er besitzt daneben viel Vitamin C und Mineralstoffe, vor allem Kalium. Meerrettich ist nicht nur ein Künstler in der Küche, sondern auch ein Großer in der Heilkunde.
Die ursprüngliche Heimat des Meerrettichs liegt in Süd- und Osteuropa. In Deutschland wird er seit dem 12. Jahrhundert in Klostergärten kultiviert und ist später bis nach Asien und Nordamerika gelangt. In seiner Heimat wird er Kren genannt, so z.B. in Österreich, in Südtirol und in Tschechien.
In der alten Mythologie sagt man über den Meerrettich: „Wer ein Stück der getrockneten Wurzel bei sich trägt, dessen Geldbeutel wird nicht leer.“

VOLKSNAMEN

Waldrettich, Bauernsenf, Kren, Pfefferwurzel, Beißwurzel, Mährrettig, Merch

DIE PFLANZE

Der Meerrettich ist ein Vertreter der Familie der Kreuzblütengewächse. In dieser Pflanzenfamilie findet man wichtige Kulturformen wie den Weiß- und Rotkohl, den Kohlrabi und die Radieschen. Viele in dieser Familie wachsen als zweijährige Pflanzen, andere, wie der Meerrettich, sind ausdauernde, krautige Pflanzen, die mehrere Jahre alt werden. Der Meerrettich wächst gern auf Weiden und Wiesen, in Straßengräben

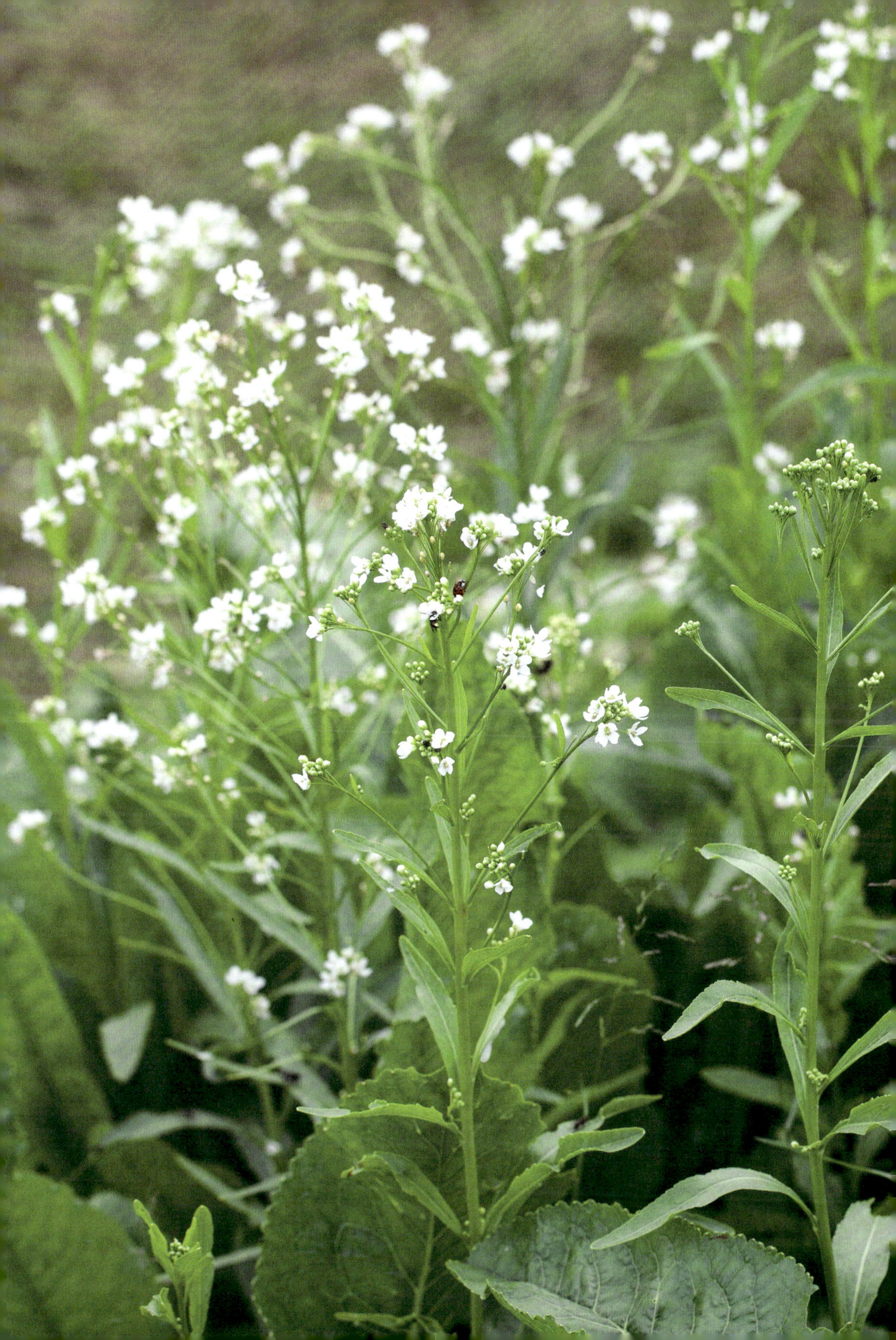

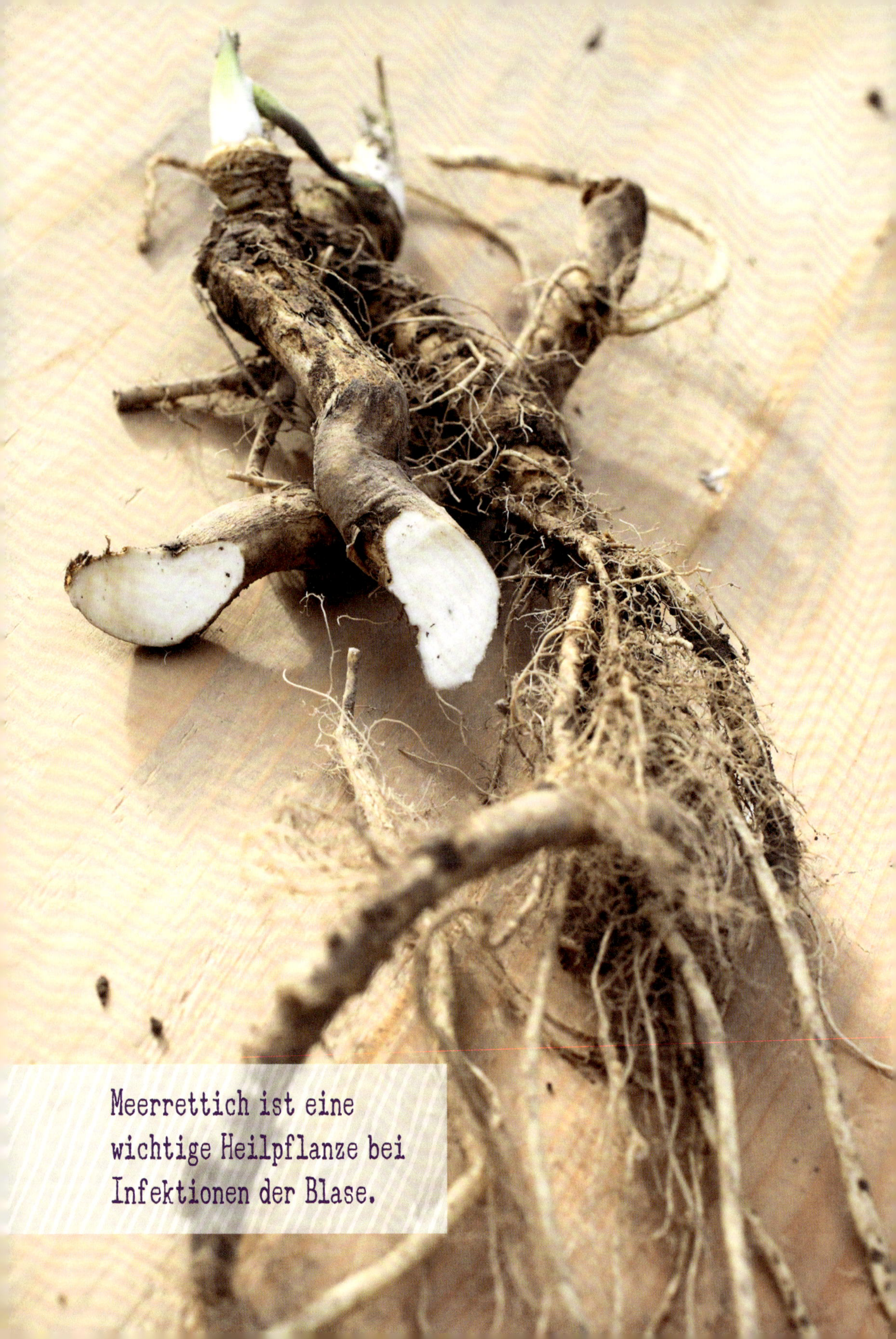

Meerrettich ist eine wichtige Heilpflanze bei Infektionen der Blase.

und an Wegrändern. Er kann stattliche Ausmaße annehmen – selbst seine länglichen, dunkelgrünen Blätter können bis zu 60 cm lang werden. Im Frühsommer bildet er an bis zu 1,20 m langen Stängeln mit lanzettlichen Blättern seine weißen Blütenstände, die bis in den Hochsommer hinein blühen und stark duften. Die Blüten können gegessen werden und die gesunde Küche anreichern. Die walzenförmige Pfahlwurzel wird bis zu 50 cm lang und bis zu 5 cm dick. Die gerillte, vielköpfige Wurzel ist außen schmutzig gelblich und innen faserig weiß. Am Wurzelende finden sich oft Seitenwurzeln.

ANBAUEN UND ERNTEN

Für den Anbau im Garten ist tiefgründige, lockere Erde wichtig, damit sich die Wurzeln des Meerrettichs ungehindert ausbreiten können. Besondere Bodenansprüche hat er nicht. Im Herbst darf der Meerrettich, der nicht zur Ernte vorgesehen ist, etwas Mist oder Komposterde als Dünger bekommen. Wenn Sie Teile der im Frühjahr gegrabenen Seitenwurzeln in lockere, feuchte Erde einbringen, wird die Wurzel rasch austreiben und bis zum Herbst dicke, erntefähige Wurzeln entwickeln. Sobald der Herbst ins Land zieht, kann dann mit der Ernte begonnen werden. Ernten Sie die Wurzel mit einer Grabegabel, denn mit einem Spaten bestünde die Gefahr, sie abzutrennen. Die Wurzel verträgt Minusgrade gut und kann so den ganzen Winter hindurch, wenn der Boden nicht tief gefroren ist, geerntet werden.
Es gibt sicher auch in Ihrer Gegend viele Stellen, an denen der Meerrettich als Kulturflüchtling wild wächst.

Da die Inhaltsstoffe des Meerrettichs durch die Trocknung schnell verloren gehen, verarbeite ich ihn frisch oder friere die Wurzel ein, so kann ich jederzeit ein Stück der tiefgefrorenen Wurzel auf einer Reibe abraspeln. Die frischen Wurzeln können Sie auch in einer Art Miete oder einer Holzkiste mit feuchtem Sand bedeckt frostfrei und dunkel bis ins nächste Frühjahr lagern. In Papier oder einem feuchten Tuch eingeschlagen bleiben sie im Kühlschrank oder im kühlen Keller ebenfalls einige Wochen frisch.

GESUNDHEIT

Für die Heilkunde ist besonders das Senföl der Wurzel interessant. Es wirkt antibiotisch, antiviral und gegen Pilze. Zudem hilft der Meerrettich bei Muskelschmerzen und Kopfschmerzen. Dazu werden Umschläge mit der frischen Wurzel empfohlen. Die Inhaltsstoffe vom Meerrettich werden bei innerlicher Einnahme im Dünndarm resorbiert und über die Niere und die Lunge ausgeschieden, sodass sie dort auch gut wirken. Die schleimlösende Wirkung nutzt man bei Atemwegserkrankungen, um festsitzenden Husten zu lösen. Bei Entzündungen der Blase und der Harnwege leistet der Meerrettich ebenfalls gute Dienste.
In der alten Volkmedizin in Omas Zeiten zog man durch die in Scheiben geschnittenen Wurzelstücke des Meerrettichs einen Faden und legte sich die entstandene Kette bei Husten, verstopfter Nase und Fieber um den Hals. Sobald die Wurzelstücke getrocknet waren, wurden sie durch neue ersetzt. Dies ist schon eine rabiate Art der Anwendung, denn sie könnte Reizungen

der Haut und Schleimhäute sowie der Augen hervorrufen. Aber manchmal hat so eine Rosskur schon geholfen. Bitte nicht bei Kindern anwenden, Meerrettich ist viel zu scharf!
Bei Nasennebenhöhlenentzündung, Kopfschmerzen und Migräne legt man einen Meerrettichwickel auf den hervorstehenden, tastbaren 7. Halswirbel.
Meerrettich macht Appetit und wirkt gleich zeitig positiv auf den Darm. Dort bindet er Giftstoffe und ist somit wirksam bei Völlegefühl, Blähungen und Verstopfung.

Er gehörte in der Volksheilkunde zu den Blutreinigungsmitteln. Aber Vorsicht! Wie fast immer: Die Dosis macht das Gift. Seine Inhaltsstoffe wirken in hoher Dosierung und bei empfindlicher Haut und Schleimhaut reizend. Auch im Magen, der Niere und dem Darm kann es bei Überdosierung zu Reizungen kommen. Wenn man die Wurzel reibt, kann es zu Reizungen der Augen kommen.

▼ Köstlich: scharfer Brotaufstrich mit Meerrettich und Ingwer.

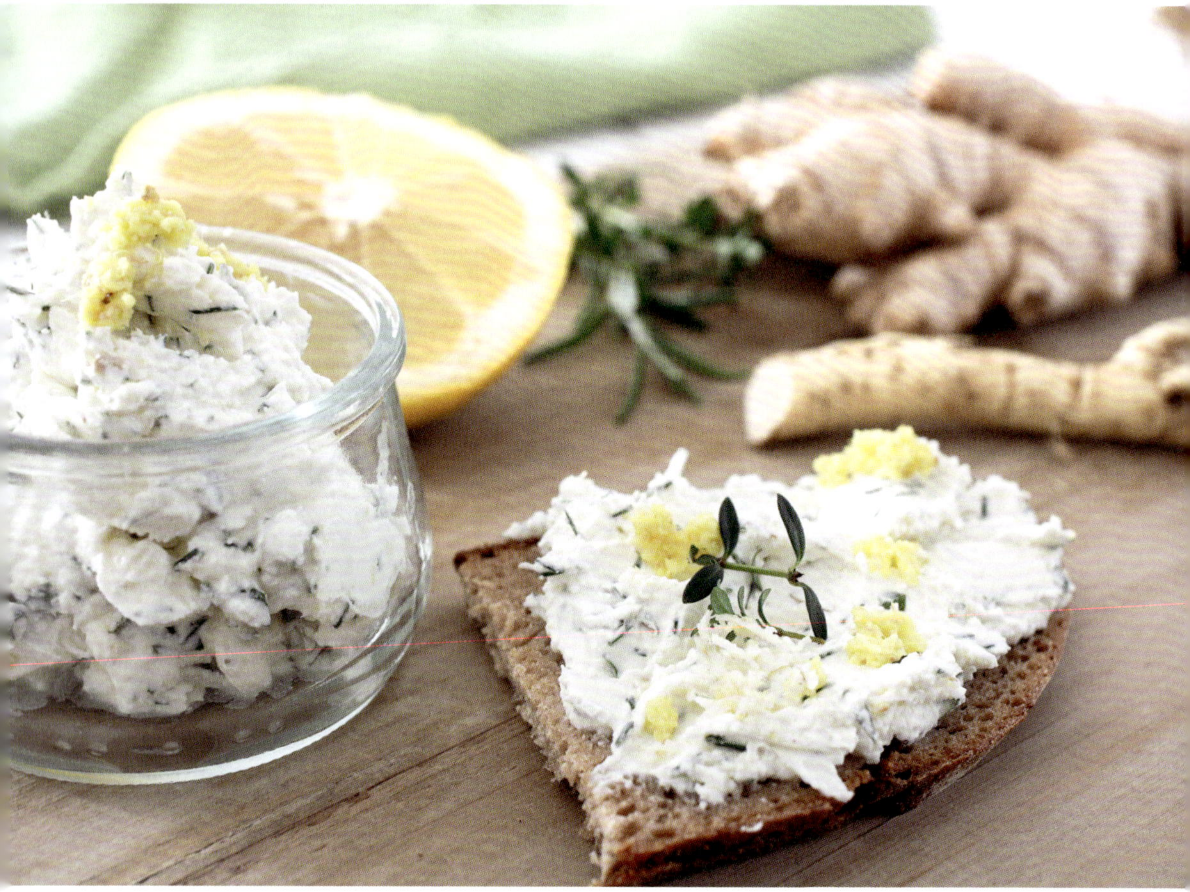

Meerrettichumschlag

- *Meerrettichwurzel, frisch, ein 1 cm langes Stück*
- *1 Zellstofftaschentuch oder Verbandmull*
- *1 Küchenreibe*

Von einer frischen Meerrettichwurzel mit einer Reibe ein etwa 1 cm langes Stück abreiben. 1 TL davon in ein Stück Gaze oder auf ein Taschentuch geben und so zusammenfalten, dass nur 1 Stoffschicht zwischen Meerrettich und Haut ist.
Bei Nasennebenhöhlen-Entzündung den Wickel auf den tastbaren 7. Halswirbel im Nacken auflegen. Für eine kurze Zeit, nicht länger als 5 bis 7 Minuten, dort liegen lassen. Dadurch wird die Nase frei, die Nebenhöhlen werden belüftet und die Schmerzen lassen nach. Bei Migräne und Spannungskopfschmerzen kann ein solcher Umschlag im Nacken ebenfalls hilfreich sein. Der Umschlag eignet sich auch bei Neuralgien, Schmerzen der Muskulatur und Ischias.
Diesen Umschlag sollten Sie 1 × tägl. für höchstens 5 Tage anwenden.
An der Hautstelle, an der der Umschlag lag, können eine Rötung und ein leichtes Brennen auftreten. Geben Sie ein wenig Körper- oder Olivenöl auf die Körperstelle, dann heilt die Reizung rasch ab.
Bitte vorsichtig sein: Augen und Schleimhautkontakt vermeiden. Bitte wenden Sie diesen Umschlag nicht bei Kindern an, der Meerrettich ist viel zu scharf!

Meerrettichaufstrich

- *30–40 g Meerrettich*
- *½ bis 1 säuerlicher Apfel*
- *etwas Ingwer*
- *250 g Frischkäse*
- *50 g Joghurt oder Schmand*
- *1 TL Zitronensaft*
- *Salz und frische Kräuter wie Giersch, Löwenzahn, Schafgarbe oder Petersilie*

Den Meerrettich sauber waschen, schälen und sehr fein reiben. Den Apfel und den Ingwer ebenfalls auf einer Reibe fein raspeln und mit dem Meerrettich mischen. Nun den Frischkäse und den Joghurt mit dem Meerrettich, dem Apfel und dem Ingwer mischen. Zum Schluss mit Zitronensaft, den frischen Kräutern und Salz abschmecken. Fertig ist ein köstlicher, scharfer Brotaufstrich. Schmeckt auch wunderbar zu Grillfleisch und Gemüse.

Meerrettich in Honig bei Husten

- *Meerrettichwurzel, frisch, ein etwa 2 cm langes Stück*
- *flüssiger Honig*
- *1 Marmeladenglas*

Reiben Sie das frische Wurzelstück des Meerrettichs auf einer Küchenreibe klein, geben Sie die Wurzel in das Glas und füllen Sie mindestens die doppelte Menge Honig auf. Lassen Sie die Mischung über Nacht stehen und filtern Sie sie ab.
Bei Husten nehmen Sie 3 × tägl. 1 TL ein (nicht bei kleinen Kindern anwenden).

Pastinake

Pastinaca sativa

Diese vergessene Wurzel, die gerade die Sterne-Küchen erobert, ist sogar für Babys und kranke Menschen geeignet. Das gesunde Wurzelgemüse kann zu Aufläufen, Suppen und anderen Köstlichkeiten verarbeitet werden.

Nahrhafte Wurzel, auch für Babys

Bei der Pastinake unterscheidet man eine Wildform, die an den Straßenrändern, an Wegrändern und Feldrainen und auf Wiesen wächst, und eine Gemüsepastinake. Sie ist eine Vertreterin der Familie der Doldenblütler, die sich mit gelben Blüten zeigt. Ihre ursprüngliche Heimat ist Süd- und Mitteleuropa.
Die Pastinake zählte bis ins 18. Jahrhundert hinein in Deutschland zu den Grundnahrungsmitteln und wurde erst später von der Kartoffel und der Möhre verdrängt. Im Gegensatz zur Möhre hat sie einen höheren Nährwert und mehr Masse. In anderen Ländern, so in Frankreich, Skandinavien und Großbritannien, bereicherte sie auch zwischenzeitlich den Speiseplan. Seit einiger Zeit geht der Trend bei der Ernährung hin zu weniger Fleisch und zu mehr Gemüse, ja sogar zur komplett veganen Ernährung, und so ist die Pastinake auch bei uns wieder in Mode gekommen und hat sogar Einzug in Sterne-Küchen gehalten. Wie wunderbar – so feiern die alten Gemüsesorten gerade eine Renaissance. Als eine gesunde, fettarme Wurzel, die viel Eisen, Folsäure sowie Mineralstoffe und Vitamine besitzt und heute in vielen Zuchtformen angeboten wird, ist die Pastinake also ein ideales Gemüse.

VOLKSNAMEN

Moorwurzel, Hirschmöhre, Hammelmöhre, Pastenak, Pestnachen

DIE PFLANZE

Die Wildform der Pastinake ist eine zweijährige krautige Pflanze, deren dünne, harte Wurzel im ersten Jahr geerntet wird, da sie später verholzt. Die Gemüsepastinake hingegen hat große, bis zu 20 cm lange und bis zu 5 cm dicke, kegelförmige Pfahlwurzeln, die in der Küche gern eingesetzt werden. Optisch ähnelt die

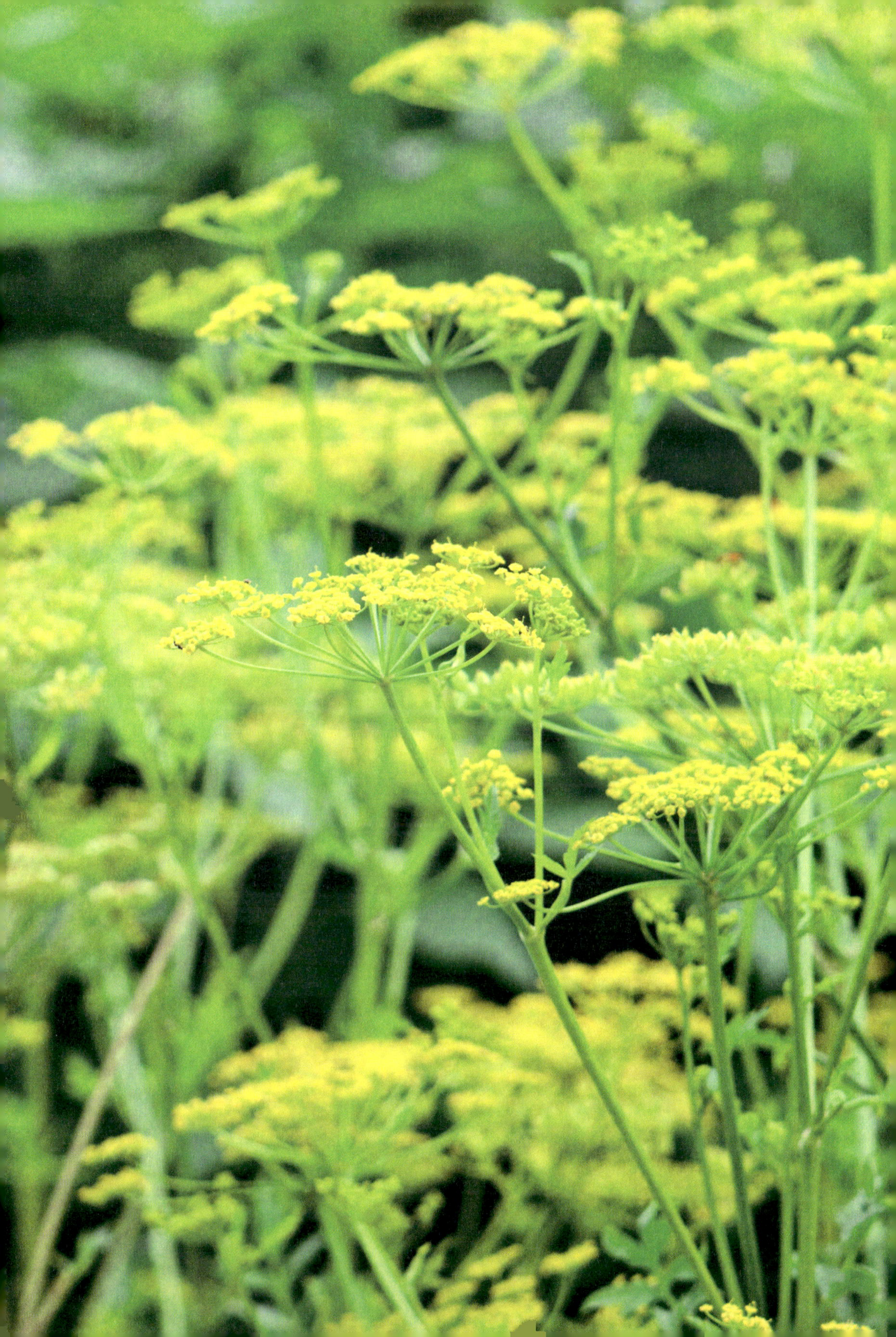

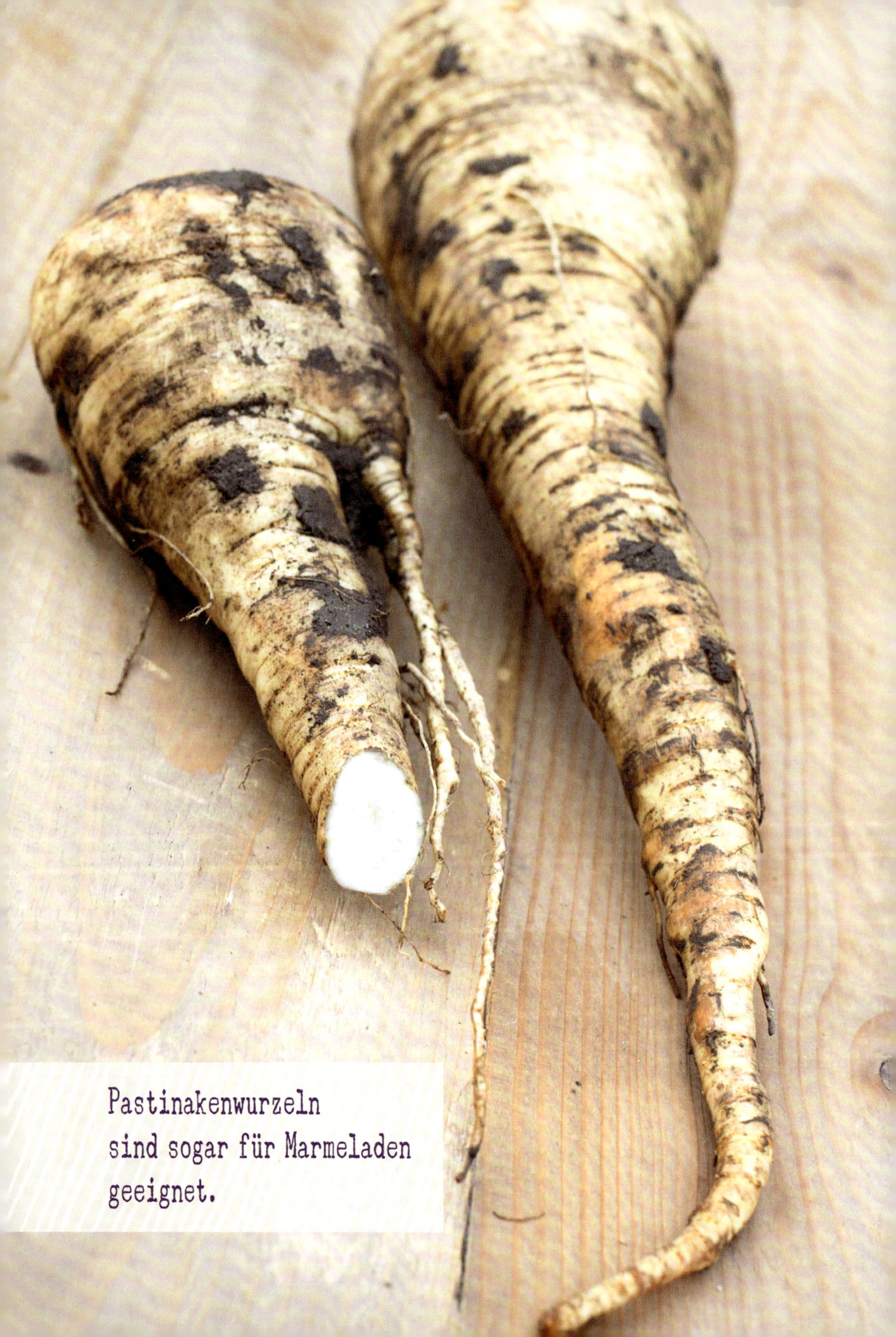

Pastinakenwurzeln
sind sogar für Marmeladen
geeignet.

Pastinakenwurzel der Petersilienwurzel. Sie wird aber größer und schwerer. Die gesamte Pflanze riecht intensiv aromatisch und der Duft erinnert an eine Mischung aus Fenchel und Möhren. Die Wurzel der Pastinake ist weißlich-gelb. Der Stängel der Pflanze wird etwa 50 cm hoch und ist kantig gefurcht. Ihre Blätter sind einfach gefiedert und haben Ähnlichkeit mit Sellerieblättern. Die Blütezeit der gelben Doldenblüten reicht von Juli bis September.

ANBAUEN UND ERNTEN

Für den Anbau der Pastinake nutzen Sie am besten Samen, die es im Handel zu kaufen gibt. Diese säen Sie von März bis April in sandigen, humosen Boden und halten sie feucht. Wie alle anderen Wurzelgemüse benötigt die Pastinake im Beet relativ viel Platz, deshalb ist ein ausreichender Reihenabstand wichtig. Die jungen Pflanzen werden vereinzelt und im Sommer mit reichlich Wasser versorgt. Die Pastinake liebt einen sonnigen bzw. halbschattigen Standort ohne Staunässe. Die Ernte der Wurzeln beginnt im Herbst. Sobald die Pastinake etwas Frost bekommen hat, schmeckt sie süßer, aromatischer und würziger. Sie entwickelt ein Aroma, das an Sellerie oder Liebstöckel erinnert. Da sie frosthart ist, kann sie in der Erde überwintern. Wird die Pastinake ungewaschen eingelagert, hält sie sich dunkel und kühl oder in feuchtem Sand eingeschlagen einige Monate. Supermarktware wird gewaschen verkauft und bleibt im Kühlschrank etwa 1 Woche frisch. Zu lange sollte sie dort nicht liegen, da sie sonst bitter wird.

GESUNDHEIT UND KÜCHE

Die Pastinake wird heute fast ausschließlich in der Küche genutzt. Als Heilmittel hat sie keinen Platz gefunden. Meine Großmutter bereitet aus den reifen Früchten einen Tee, dem galle- und harntreibende Eigenschaften nachgesagt wurden. Er senkt das Fieber, wirkt schlaffördernd und schmerzlindernd bei rheumatischen Beschwerden.
Bereits 1543 schreibt Leonhart Fuchs in seinem Kräuterbuch über die Pastinake: „...treibt den harn / ist gut den wassersuchtigen / unnd denen so von gifftigen thieren gebissen seind..., die wurzel gesotten unnd getruncken treibt den harn...“.
Er beschreibt weiterhin die Anwendung im gynäkologischen Bereich. Dieses Wissen ist aber heute verschwunden.
Alle oberirdischen Pflanzenteile werden in der gesunden Küche genutzt. Die würzigen Blätter und Blüten passen in Salat oder Pesto, die würzigen Samen können mit einem Salz zu einem Kräutersalz verrieben werden. Besonderes Augenmerk verdient die Wurzel. Sie wird oft mit Wasser oder Milch gekocht zu Suppe oder Püree verarbeitet. Sie kann roh geraspelt in Salate gemischt werden. Als gesunde und nährstoffreiche Alternative zu Kartoffeln und Möhren gilt sie in der Versorgung von Kleinkindern. Dafür wird sie mit einem Schuss Sahne oder Öl zu Brei verkocht. Aber auch bei Menschen mit Magenerkrankungen hat sie einen guten Ruf. Sie beruhigt den Magen-Darm-Trakt, stärkt das Immunsystem und ist nach Magen-Darm-Infekten ein einfaches, nähstoffreiches, gut bekömmliches Nahrungsmittel. Die Pastinake ist ein

vorzügliches Gemüse in der Diätküche und bei Schonkost in der Rekonvaleszenz. In der Pastinake befinden sich neben ätherischem Öl vor allem Inulin, Mineralstoffe, besonders Kalium, und die Vitamine A, B und C. Da sich in der Wurzel Zucker befindet, nutzt man sie zur Herstellung von Marmelade und Sirup.

Pastinakenpüree im Krankheitsfall

- *2 mittelgroße Pastinaken*
- *1 bis 2 Möhren*
- *Wasser*
- *Salz*

Waschen und bürsten Sie die Pastinaken sehr gründlich unter fließendem Wasser und schälen Sie sie. Schaben Sie die Möhren und schneiden Sie Wurzeln und Möhren in kleine Stücke. Kochen Sie alles für etwa 15 Minuten in Salzwasser weich. Zum Schluss pürieren Sie alles sorgfältig. Für den Fall, dass Sie dieses aromatische Püree genießen möchten, aber nicht krank sind, darf gern ein Schluck Weißwein, ein Schuss Sahne und Schnittlauch als Dekoration zum Püree. Guten Appetit!

Pastinakensuppe indische Art

- *3 mittelgroße Pastinaken*
- *1 Knoblauchzehe*
- *1 Zwiebel*
- *1 cm dickes Stück Ingwer*
- *1 Kartoffel*
- *1 Chilischote*
- *Öl*
- *2 TL Indische Curry-Mischung oder Garam Masala*
- *Gemüsebrühe*
- *1 Dose Kokosmilch*
- *500 g passierte Tomaten*
- *Salz und Pfeffer*
- *frische grüne Kräuter*

Knoblauch, Zwiebel, Ingwer, Kartoffel und Pastinaken schälen und würfeln. Chili aufschneiden und Kerne entfernen. Das Öl in einen Topf geben, wenn es heiß ist, die gewürfelten Zutaten außer der Pastinake und der Kartoffel zugeben und für 2 Minuten andünsten. Die Curry-Mischung in dem Topf anschwitzen, die Pastinake und die Kartoffel zugeben, mit der Gemüsebrühe, der Kokosmilch und den Tomaten auffüllen und für etwa 10 Minuten weich kochen lassen. Die Suppe mit Salz und Pfeffer würzen und servieren.

Ofen-Wurzelgemüse

- *verschiedene Wurzeln und anderes Gemüse, z.B. Pastinaken, Petersilienwurzeln, Rote Bete, Kartoffeln, Zwiebeln, Paprika, Sellerie, Tomaten, Kürbis*
- *Knoblauch, Ingwer*
- *Olivenöl*
- *Salz und Pfeffer*
- *Thymian*

Nachdem Sie das Gemüse gewaschen haben, schneiden Sie es in mundgerechte Stifte und geben es zusammen mit Knoblauch und Ingwer auf ein mit Backpapier belegtes Backblech. Beträufeln Sie es gut mit Olivenöl und würzen Sie es mit Salz, Pfeffer und Thymian oder mit dem

Rote-Bete-Wurzelsalz (siehe Kapitel Rote Bete, S. 126). Nun kommt alles für etwa 30 Minuten in den Backofen. Dazu ein Glas Rotwein und schon ist eine köstliche, gesunde, vegane Mahlzeit bereitet, die an Urlaub erinnert.

Pastinaken-Zitronen-Salz

- *1 Pastinake*
- *Schalenabrieb von 1 Zitrone*
- *Steinsalz*

Waschen und bürsten Sie die Pastinake gründlich und zerkleinern Sie die Wurzel im Mixer oder im Mörser. Geben Sie den Abrieb der Zitrone sowie das Salz dazu. Drücken Sie die Mischung fest in ein Glas, schließen Sie den Deckel und stellen Sie die Mischung für 5 Tage in den Kühlschrank. Danach geben Sie alles auf ein mit Backpapier ausgelegtes Backblech und trocknen es für etwa 3 Stunden bei höchstens 30–40 °C im Backofen. Die Backofentür dabei etwas geöffnet lassen.

▼ Pastinaken und Möhren ergeben ein leckeres und nährendes Gemüsepüree.

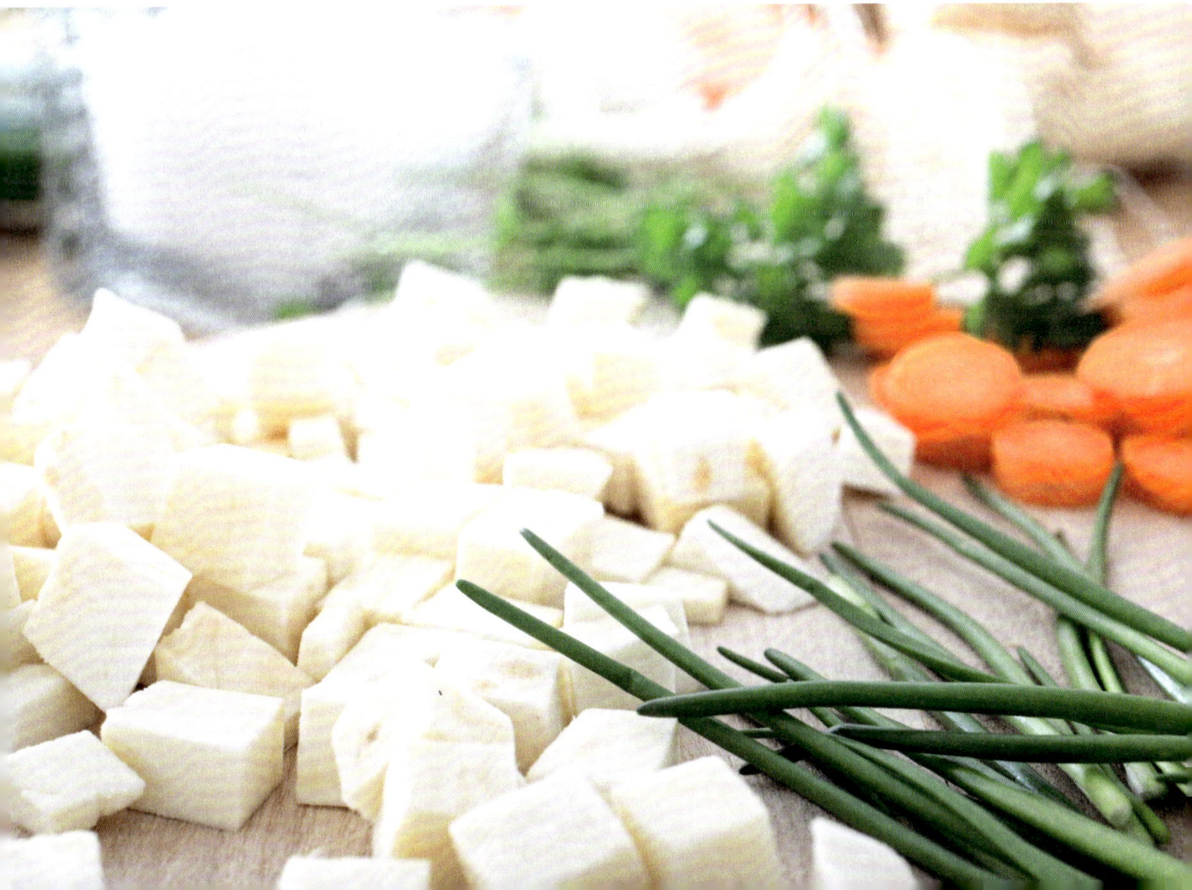

Rote Bete

Beta vulgaris

Rote Bete ist nicht nur optisch der Knaller in der Küche. Mit ihrem erdigen Geschmack bietet sie gekocht oder roh genossen auch eine gesunde Abwechslung im Speiseplan, denn sie ist gut für das Herz und das Immunsystem.

Die Rübe, die Farbe auf den Tisch zaubert

Der Name der Roten Bete stammt vom lateinischen Wort *beta* (= Rübe, rote Rübe). Sie ist eine Kulturform der Rübe und u.a. mit dem Mangold und dem Spinat verwandt. In meinem Bauerngarten steht sie neben Zucchini und Zwiebeln. Ich empfehle sie, weil sie nicht nur relativ einfach zu ziehen ist, sondern auch noch lecker und gesund. Ich mag den wunderbar kräftigen, erdigen Geschmack und nutze die vielen in ihr enthaltenen Vitamine und Mineralstoffe für eine gesunde Ernährung. Die Rote Bete gibt es heute in verschiedenen Formen, mit runden, birnenförmigen oder länglich-walzenförmigen Rüben oder in rot-weiß gestreiften oder gelben Zuchtformen. In unseren Breitengraden ist sie ein typisches Wintergemüse und in der kalten Jahreszeit frisch auf Märkten und im Handel erhältlich. Die Rote Bete ist seit dem 16. Jahrhundert bekannt und stammt aus den Küstenregionen des Mittelmeeres. Seitdem wird sie als gesundes Gemüse genutzt.

VOLKSNAMEN

Rahner, Rohne, Runkelrübe

DIE PFLANZE

Die Rote Bete gehört in die Familie der Fuchsschwanzgewächse. Ursprünglich ist sie eine zweijährige Pflanze, in unserer Gegend ist es aber so, dass die Pflanze im Frühjahr gesät wird und im Herbst zur Ernte kommt. Bleibt die Knolle länger in der Erde, lagert sie zu viel Wasser ein, was dem Geschmack schadet. Sie ist dann eher fade.

ANBAUEN UND ERNTEN

Die Rote Bete wird aus Samen gezogen, die im Handel erhältlich sind. Die Saat wird von Mitte April bis Mai in die Erde gebracht. Der Anbau ist recht einfach und

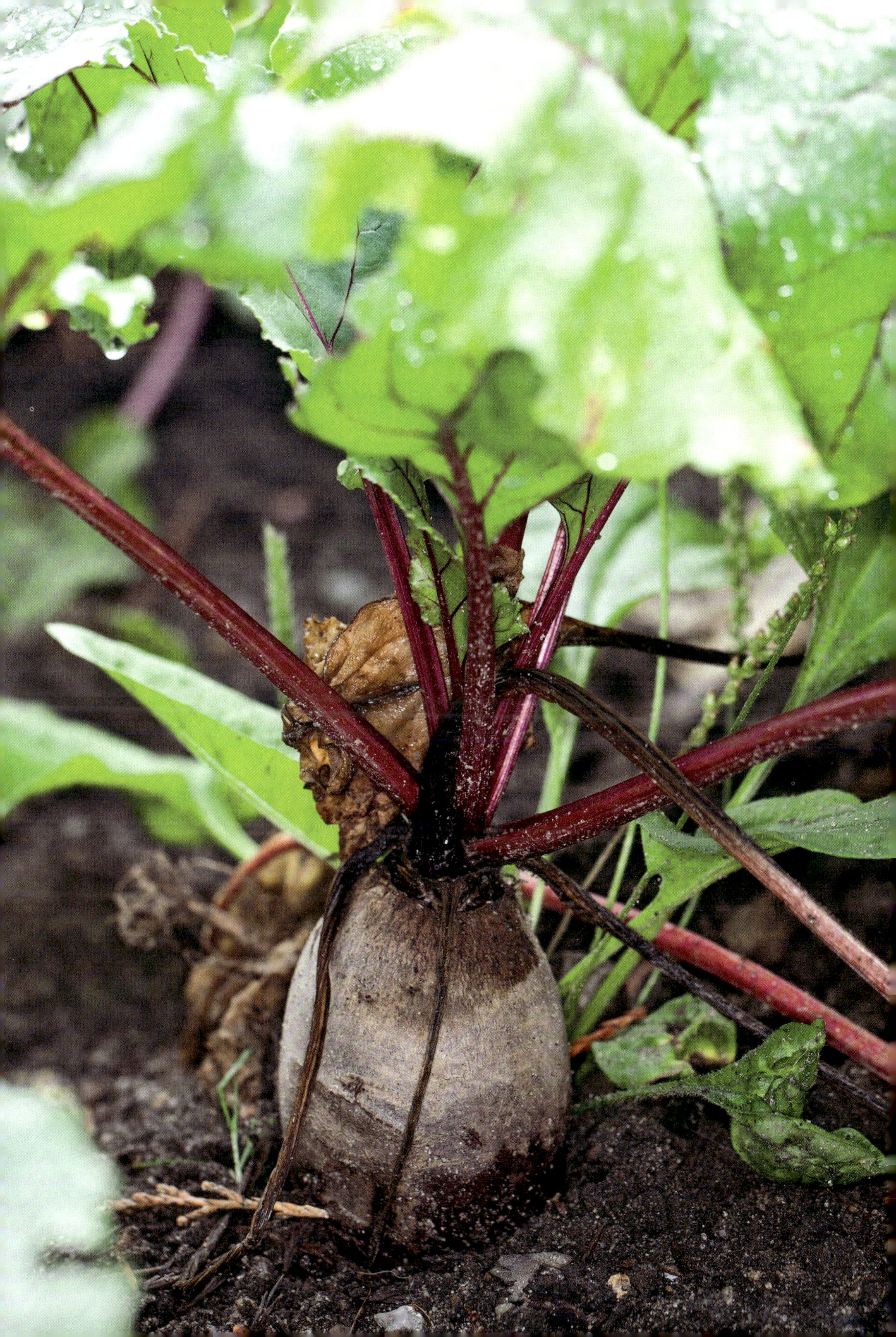

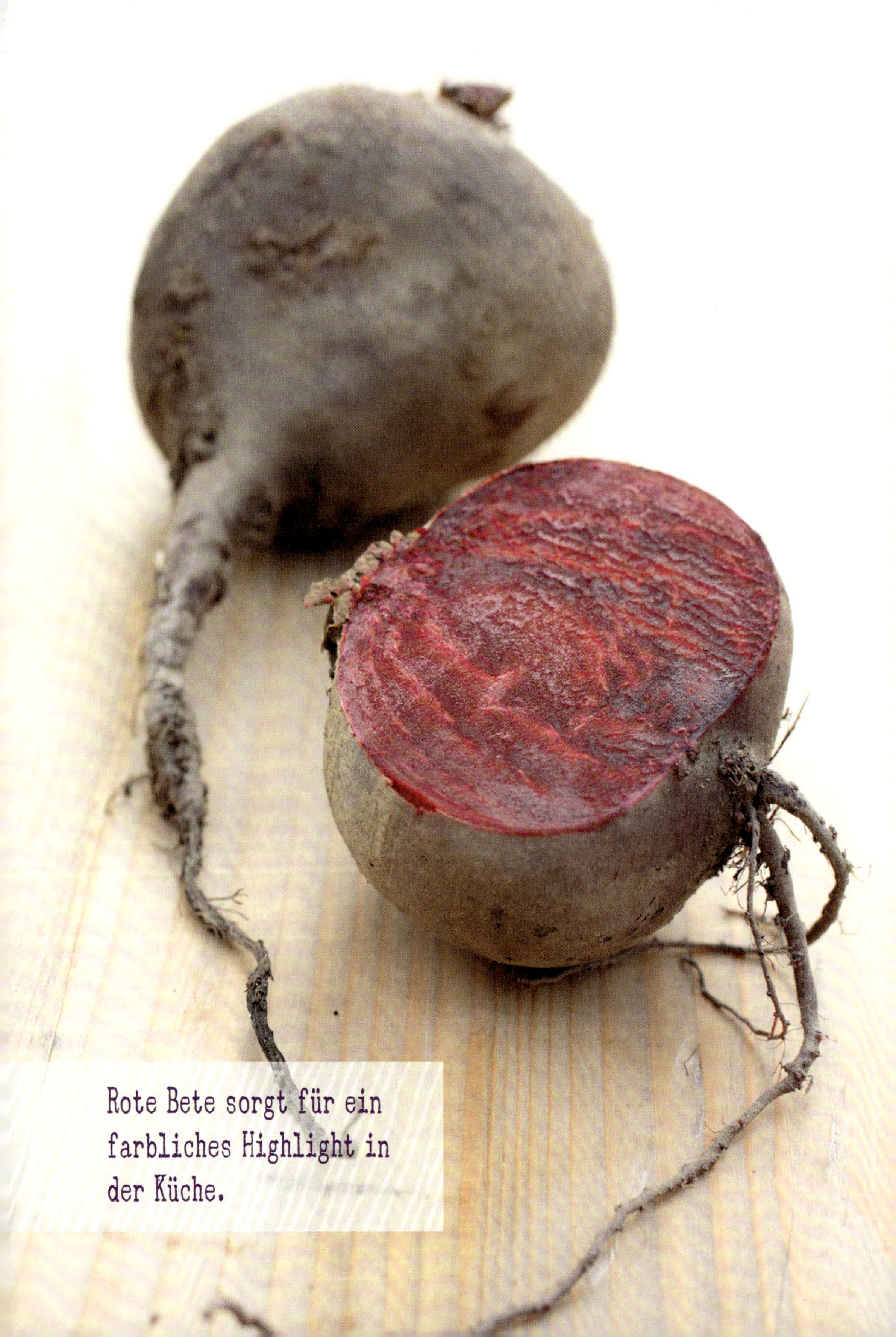

Rote Bete sorgt für ein farbliches Highlight in der Küche.

die anspruchslose Pflanze liefert gute Erträge. In lockerer, humoser Erde wächst sie fast überall. Größere Trockenheit sollten Sie allerdings vermeiden, denn dadurch wird die Knolle trocken und holzig. Nach dem Aufgehen der Samen ist es ratsam die jungen Pflanzen zu vereinzeln, damit sich schöne Rüben bilden können. In günstigen Gegenden kann die Rote Bete bis zum ersten Frost in der Erde bleiben. Ich ernte meine Knollen vor dem ersten Frost bzw. lagere sie im Keller in einer Miete oder in eine Holzkiste mit feuchtem Sand ein. Im Kühlschrank bleibt die Knolle ungeschält und mit entfernten Blättern für 2 bis 3 Wochen frisch. Waschen und schälen Sie die Knolle erst bei der Zubereitung. Das junge Blattgrün kann übrigens auch gegessen werden.

GESUNDHEIT

Die kräftige rote Farbe der Rote-Bete-Rübe beruht hauptsächlich auf der hohen Konzentration an Betanin, einem Naturfarbstoff, der in früheren Zeiten zum Färben verwendet wurde. Die Rote Bete hat neben einem hohen Gehalt an Vitamin B viel Eisen und Kalium. Das macht sie zu einem sehr gesunden Gemüse. Sie wirkt als Radikalfänger, senkt die Blutfettwerte und ist besonders bei Herz-Kreislauf-Erkrankungen angesagt. Durch den Anteil an Folsäure nutzt man sie als echte Vorbeugungsmaßnahme gegen Schlaganfall und Herzinfarkt. Folsäure ist essenziell, kann also vom menschlichen Körper nicht selbst hergestellt, aber über die Nahrung aufgenommen werden. Sie wirkt der Arteriosklerose entgegen und wird Schwangeren und stillenden Müttern empfohlen. Grundsätzlich ist der Folsäurebedarf bei Frauen, die empfängnisverhütende Mittel einnehmen, erhöht. Hier gibt es eine wunderbare natürliche Quelle für diesen wichtigen Stoff. Weiterhin stärkt die Rote Bete das Immunsystem, aktiviert die Zellatmung und regt die Gallesekretion an.

ZUBEREITEN

Zu mehrtägigen Seminaren in meiner Kräuterschule bringen meine Schülerinnen und Schüler meist für den ersten Abend eine Köstlichkeit für die gemeinsame, bunte Abendtafel mit. Das ist nicht nur wohlschmeckend, sondern auch recht interessant. So kommen alte Familienrezepte auf den Tisch, neue kreative Rezepte, die ausprobiert wurden, oder aber Gerichte aus ganz verschiedenen Regionen. Da werden anschließend auch die Rezepte ausgetauscht und so entsteht für jeden meiner Teilnehmer eine schöne Sammlung bunter Ideen.

Rotes Wurzelsalz

- *frische Wurzeln bzw. Knollen von: Rote Bete, Sellerie, Petersilie, Pastinaken, Meerrettich, Ingwer*
- *deutsches Ursalz*
- *rosa Pfefferbeeren oder Knoblauch*

Pürieren Sie die frischen Wurzeln mit dem Salz und den Pfefferbeeren oder dem Knoblauch in einem guten Mixer. Bei der Roten Bete muss man vorsichtig sein, die Spritzer sind sehr farbintensiv. Danach werden diese grob zerkleinerten Wurzeln auf einem Dörrapparat oder im Backofen mit

offener Tür bei höchstens 40 °C getrocknet. So hat das Gemüse noch Rohkostqualität. Nachdem die Wurzeln nun getrocknet sind, geben Sie das trockene Wurzelsalz-Pulver nochmals in den Mixer, um grobe Teilchen noch feiner zu vermahlen.
Wichtig ist, dass zur Roten Bete immer auch eine helle Wurzel gegeben wird, da das Wurzelsalz sonst fast schwarz wird. Bei den Mengenangaben dürfen Sie sehr variabel sein, auch Knoblauch passt in diese Mischung.
Diese Wurzel-Salz-Mischung passt gut zu Eierspeisen, weil sich darauf der Farbstoff der Roten Bete wunderbar ausbreitet. Sigrun Grahl, eine Schülerin, die als staatlich geprüfte Ernährungsberaterin in Nordhausen im Südharz tätig ist und an meiner Schule die Phytotherapie erlernt hat, hat mir dieses Rezept übergeben.

Gebratene Rote Bete

- *5 bis 6 Rote Bete*
- *2 EL Butter*
- *1–2 EL Mehl*
- *1 TL Zitronensaft*
- *1 TL Zitronenschalenabrieb*
- *Salz, Zucker, Pfeffer*

Kochen Sie die Rote Bete mit der Schale für 1 Stunde in etwas Salzwasser weich. Da sie gut auskühlen muss, kann das bereits am Vortag erledigt werden. Ziehen Sie nun Gummihandschuhe an und schälen Sie die abgekühlten Rüben. Danach werden sie auf einer Küchenreibe zu Püree verrieben. Bereiten Sie aus der Butter und dem Mehl eine goldgelbe Mehlschwitze,

▼ Rote Bete bringt Farbe und Aroma ins Salz.

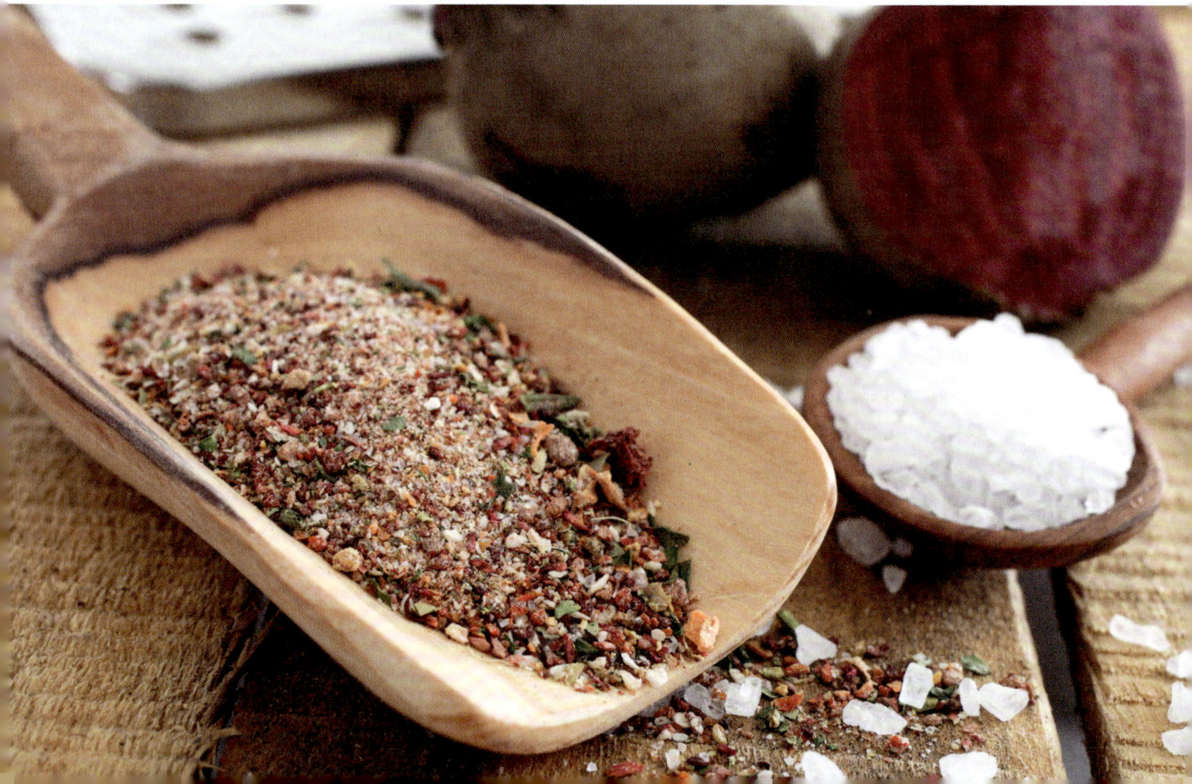

in der die geriebene Rote Bete für höchstens 5 Minuten gebraten wird. Dann mit den Gewürzen abschmecken und zu Fleisch- und Fischgerichten oder als vegetarische Köstlichkeit genießen.
Dies ist ein Rezept aus der polnischen Küche, wo Rote Bete traditionell viel verwendet wird.

Veganer Rote-Bete-Aufstrich

- *2 gekochte Rote Bete*
- *150 g Cashewkerne (evtl. zerkleinert) oder Sonnenblumenkerne*
- *1–2 TL frisch geriebenen Meerrettich*
- *1–2 TL Zitronensaft und Abrieb von Zitronenschale nach Geschmack*
- *1 TL feines Olivenöl*
- *Salz, Pfeffer*
- *evtl. Gomasio (Sesamsalz)*

Pürieren Sie die gekochte und geschälte Rote Bete, geben Sie die anderen Zutaten dazu und vermischen Sie alles zu einem Aufstrich. Eventuell mit etwas Rote-Bete-Saft cremiger rühren. Guten Appetit!

Heringssalat

- *klein gewürfelte, gekochte Rote Bete*
- *Salzheringstücke*
- *gekochtes, gewürfeltes Rindfleisch*
- *gekochte Eier*
- *Äpfel*
- *Zwiebel*
- *saure Gurken*
- *Salz, Pfeffer, etwas Zucker*
- *Essig*

Dieses alte Familienrezept von Elisabeth Püschmann aus Sachsen brachte ihre Ur-Ur-Großeltern mütterlicherseits um die Jahrhundertwende aus dem Rheinland mit nach Sachsen. Bei uns in der Familie gibt es diesen Salat immer an den Weihnachtstagen. Zwei Tage vor dem Heiligen Abend treffen sich die Frauen der Familie bei Glühwein. Sie schneiden und würfeln zuerst die Salzheringe, dann die anderen Zutaten und machen alles mit Gewürzen und Essig zu einem köstlichen Salat an. Die Mengenangaben variieren dabei. An den kalten Weihnachtstagen wird der Salat in einer großen Schale kühl gelagert und so hält er sich bis zum Neujahrstag frisch. Als Kinder war dies unser Lieblingssalat, nicht nur, weil er so lecker schmeckte, sondern vor allem wegen seiner schönen Färbung durch die Rote Bete.

Rote-Bete-Suppe

- *1 Rote Bete*
- *1 kleine Zwiebel*
- *1 Knoblauch*
- *Wasser*
- *Salz, Pfeffer*
- *einige Spritzer Zitrone*
- *1 Schuss Sahne oder ein kleines Stück Butter*

Die Rote Bete, die Zwiebel und den Knoblauch schälen und klein schneiden. Mit dem Wasser und den Gewürzen in einem kleinen Topf etwa 30 bis 40 Minuten weich kochen, pürieren und mit dem Zitronensaft und der Sahne bzw. der Butter fein abschmecken. Eine schnelle, gesunde Suppe.

Zuckerwurz

Sium sisarum

Nur bei einem einzigen Demeter-Bauern in unserer Region war es mir möglich, die Zuckerwurz zu kaufen, nachdem ich sie im Kräutergarten im Kloster Michaelstein entdeckt hatte. Grund genug, sie zukünftig in meinen Bauerngarten selbst zu ziehen.

Das vergessene süße Urgemüse

Die Zuckerwurz, eine der vergessenen Gemüsesorten, lernte ich auf einer Seminarreise im Kloster Michaelstein in Blankenburg im Harz kennen. In diesem wunderschön gestalteten Kräuter- und Gemüsegarten kann man Pflanzen bestaunen, die dort nach altem historischem Vorbild angepflanzt worden sind und die wir längst aus unseren Gärten verbannt haben, so die alten Wurzelgemüse Haferwurz und Zuckerwurz.
Die Zuckerwurz ist eine mehlige, aber delikate Wurzel, die geschmacklich an Pastinake erinnert. Wie der Name bereits sagt, schmeckt sie süß-aromatisch, sodass man bis ins 15. Jahrhundert mit ihr Kuchen gebacken hat. Ihrer Süße wegen galt sie früher als besonderer Schatz. Zur damaligen Zeit war Zucker für die meisten Menschen nahezu unerschwinglich, und hier hatte man eine süße Wurzel als Ersatz. Angeblich stand sie im Wert mit Bargeld auf einer Stufe. Es wird berichtet, dass sie als Nutzpflanze aus Osteuropa und Asien zu uns gekommen ist. Heute ist sie noch als Wildform in Sibirien und im Kaukasus heimisch. In der Mitte des 19. Jahrhunderts verschwand sie von den Feldern in Deutschland und wurde durch die leichter anzubauende Kartoffel und die rentablere Zuckerrübe abgelöst. In Apotheker- und in Klostergärten hat sie aber heute oft einen festen Platz.

VOLKSNAMEN

Gritzelmöhre, Wassermerk, Gierlein, Klingelrüblein, Sisern

DIE PFLANZE

Die Zuckerwurz gehört in die Familie der Doldenblütler und ist verwandt mit der Möhre und der Pastinake. Die krautige, mehrjährige Pflanze wird bis zu 1,50 m hoch und hat einfach gefiederte, schmale

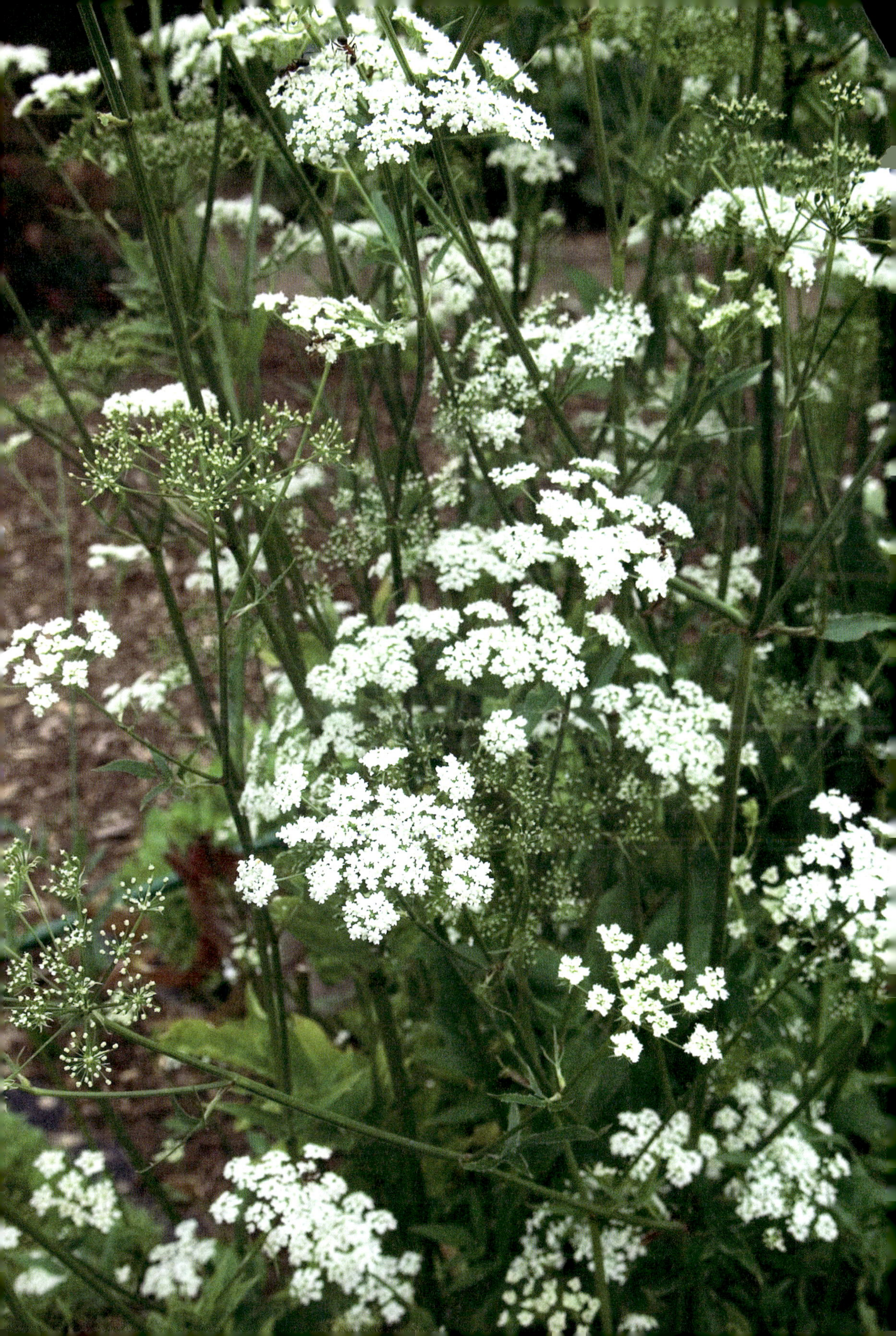

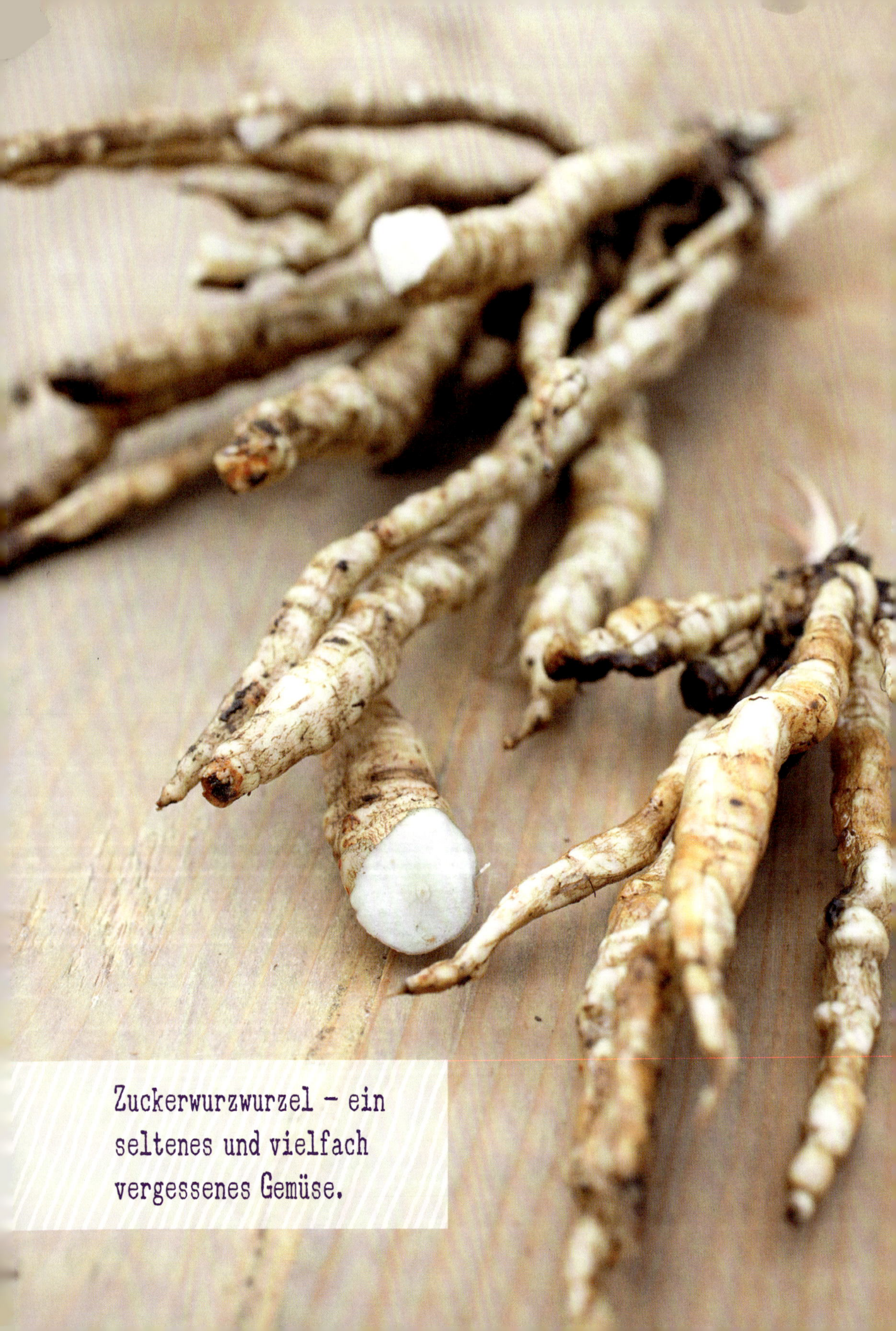

Zuckerwurzwurzel – ein seltenes und vielfach vergessenes Gemüse.

Blätter mit gesägtem Blattrand. Der hohle Stängel ist gefurcht und an der Basis rötlich verdickt. Vom Juli bis zum August zeigt sie ihre doldigen weißen Blütenstände aus denen in jedem Herbst die braunen reifen Früchte zur Nachzucht geerntet werden können. Die weißen Blüten duften aromatisch und locken Insekten an. Ich war erstaunt, als wir im Kloster die Wurzel aus der Erde gruben. Es war ein recht ungewöhnlicher Anblick, der sich uns bot. Jede Pflanze bildet in der Erde ein kleines Bündel mit 10 bis 15 unregelmäßig gekrümmten Wurzeln aus. Die Teilwurzeln sind etwa fingerdick und haben eine Länge von 20–30 cm. Sie sind cremig weiß bis gelblich.

ANBAUEN UND ERNTEN

Die Zuckerwurz benötigt einen sonnigen, nährstoffreichen Standort. Wenn dieser mäßig feucht ist, über keine Staunässe verfügt und tiefgründig vorbereitet wurde, werden sich kräftige Wurzeln bilden können. Im Sommer braucht die Pflanze reichlich Wasser.
Die Vermehrung der Zuckerwurz erfolgt über Samen oder Wurzelteilung. Die Samen werden im Spätsommer, sobald sie braun sind, geerntet. Sie verlieren in wenigen Monaten ihre Keimfähigkeit, deshalb sollte man sie sehr gut trocknen und nicht lange lagern. Ein Vorkeimen der Samen im Frühjahr ist daher sinnvoll. Einfacher ist es, die Zuckerwurz durch Wurzelteilung zu vermehren. Lassen Sie im Herbst einfach einige Wurzeln im Beet, dann werden diese im Frühjahr wieder neu austreiben und von Jahr zu Jahr üppiger wachsen.

Sobald die jungen Triebe aus der Erde schauen, ist kräftiges Unkrautjäten angesagt. Da die Zuckerwurz sich wie eine Diva im Garten verhält, mag sie die wilden Nachbarn nicht und benötigt auch sonst viel Bodenpflege. Sie ist ein typisches Wintergemüse und wird ab dem Spätherbst geerntet.
Die Wurzel ist frosthart und kann in der Erde verbleiben. Ist sie mit einem kräftigen Spaten aus der Erde genommen, kann sie in einer Miete oder in einer Kiste mit feuchtem Sand eingelagert werden. Bleibt die Zuckerwurz im Beet, denken Sie bitte daran, dass auch Mäuse und andere Tiere die süßen Wurzeln mögen.

GESUNDHEIT UND KÜCHE

Leonhart Fuchs (1501–1566), ein deutscher pflanzenkundiger Mediziner, schrieb in seinem *New Kreutterbuch* von 1543, sie sei nicht nur „gegen das Grimmen im Bauch, sondern mache auch Lust zu dem ehelichen Werken." Eins ist heute sicher, sie regt den Appetit in Bezug auf die Verdauung an, sie wirkt günstig auf die Verdauungsorgane und sie besitzt viele Vitamine, Mineralstoffe, Zucker und Pektine. Aus der Heilkunde ist weiterhin bekannt, dass sie leicht harntreibende Wirkung hat und gleichzeitig als Aphrodisiakum galt.
Da die Zuckerwurz recht unbekannt war, wurde sie mehr als Wurzelgemüse, denn als Heilpflanze benutzt. Man röstete sie als Kaffeeersatz und stellte Sirup aus ihr her. In einigen Regionen wurde sie zu Branntwein vergoren. In den Wurzeln sitzt ein harter Kern, der entfernt werden kann. Die dünnen, zarten Seitentriebe sind zum

Verzehr am besten geeignet. Die weißlich-gelben Wurzeln müssen nicht geschält werden. Ein kräftiges Abbrausen und Putzen mit einer Wurzelbürste reichen aus. Die Wurzel kann roh oder gekocht genossen werden. Roh passt sie gut in Salate. Die frischen jungen Blätter können im Frühjahr Salaten eine besondere Würze geben.

Zuckerwurzpesto

* *1 Bündel Zuckerwurzwurzeln*
* *frische grüne Kräuter*
* *100 g Sonnenblumenkerne*
* *50 g Parmesan*
* *Olivenöl*

Im Herbst, wenn ich die Wurzeln ernte, finden sich in meinem Kräutergarten oft noch frische grüne Kräuter, z.B. von Dill, Kapuzinerkresse, Petersilie, Thymian, Beifuß, Liebstöckel oder Minze. Diese eignen sich sehr gut für ein Pesto. Dazu werden die Wurzeln der Zuckerwurz gründlich gewaschen und gebürstet und mit den Kräutern und den Sonnenblumenkernen in einem Mixer oder im Mörser zerkleinert. Immer wieder einen Schuss Olivenöl zugeben, bis alles gut püriert ist. Zum Schluss mit Olivenöl und Parmesan auffüllen und Salz zugeben. In ein Glas füllen, gründlich andrücken, den Glasrand säubern und mit Öl so auffüllen, dass es gut 1 cm über dem Pesto steht. Es hält sich etwa 1 bis 2 Wochen im Kühlschrank. Wenn Sie größere Mengen Pesto herstellen und länger aufbewahren wollen, die Sonnenblumenkerne und den Käse immer erst beim Verzehr zugeben, so ist es deutlich länger haltbar. Das Pesto schmeckt köstlich auf rustikalem Bauernbrot, zu Gegrilltem oder auf Käse.

Zuckerwurzpfanne

* *1 Bündel Zuckerwurzwurzeln*
* *1 Chilischote*
* *Öl*
* *Gemüsebrühe*
* *Weißwein*
* *Zitronensaft*
* *Salz, Pfeffer*

Die frischen Wurzeln gut waschen, bürsten und in 1–2 cm lange Stücke schneiden. Die Stücke in einer Pfanne mit Öl anbraten. Die Chilischote halbieren, entkernen und zu den Wurzeln geben. Alles mit Gemüsebrühe ablöschen und etwa 5 Minuten dünsten. Mit einem Schuss Weißwein, dem Zitronensaft und den Gewürzen abschmecken.

Zuckerwurzauflauf

* *3 Bündel Zuckerwurzwurzeln*
* *2 Möhren*
* *2 Kartoffeln*
* *1 Paprika*
* *Knoblauch*
* *Salz, Pfeffer*
* *120 g Mozzarella*
* *1 Becher Sahne*
* *frische Kräuter*

Zuckerwurz, Möhren und Kartoffeln waschen, gut bürsten und in dünne Streifen schneiden. In eine gefettete

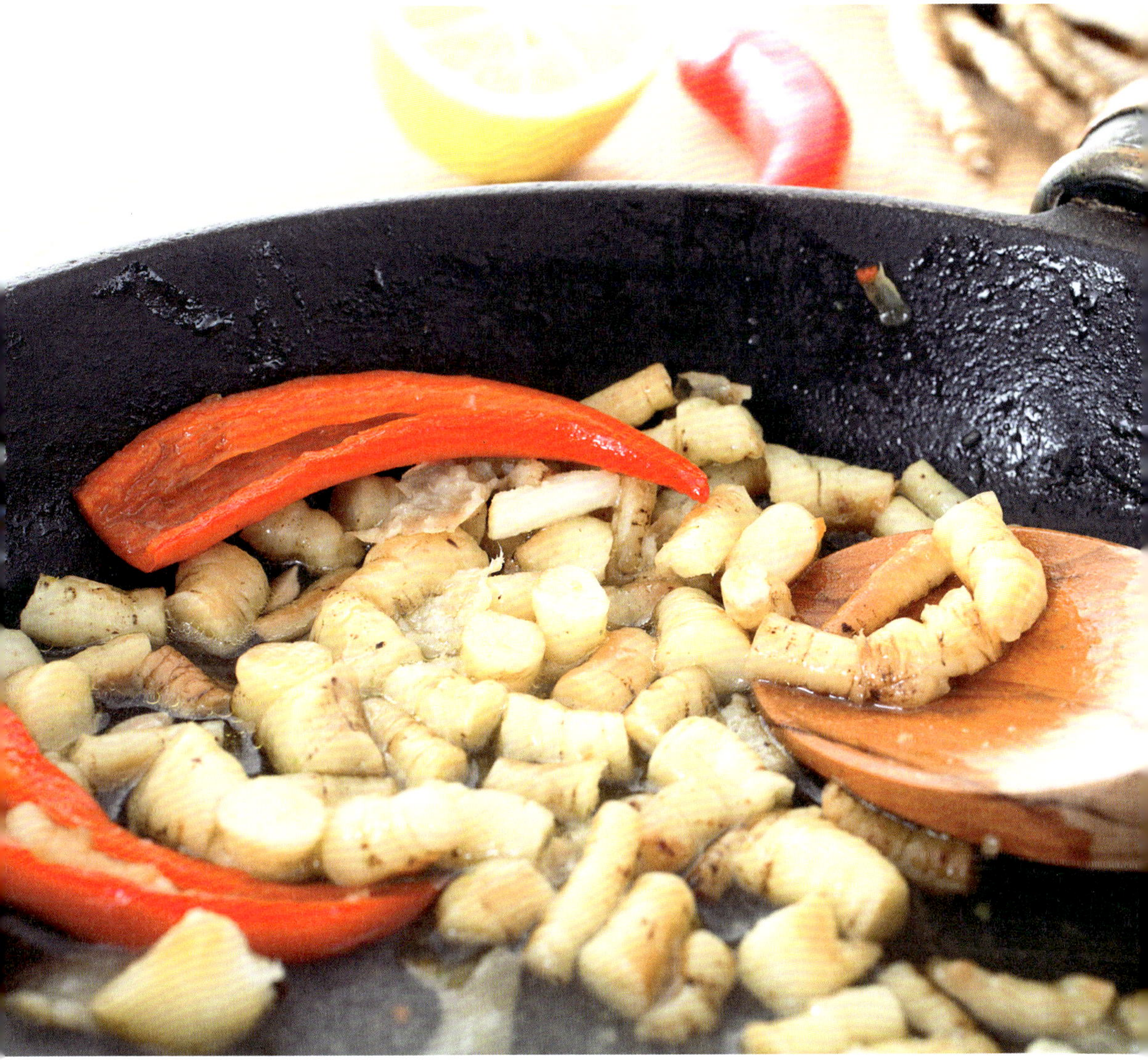

▲ Süßlich-scharf ist das Zuckerwurzgericht aus der Pfanne.

Auflaufform geben, klein geschnittene Paprika und zerkleinerten Knoblauch zugeben. Alles mit Salz und Pfeffer würzen. Mozzarella in Scheiben schneiden, darüberlegen und mit der Sahne übergießen. Im vorgeheizten Backofen bei 220 °C etwa 10 bis 15 Minuten überbacken.

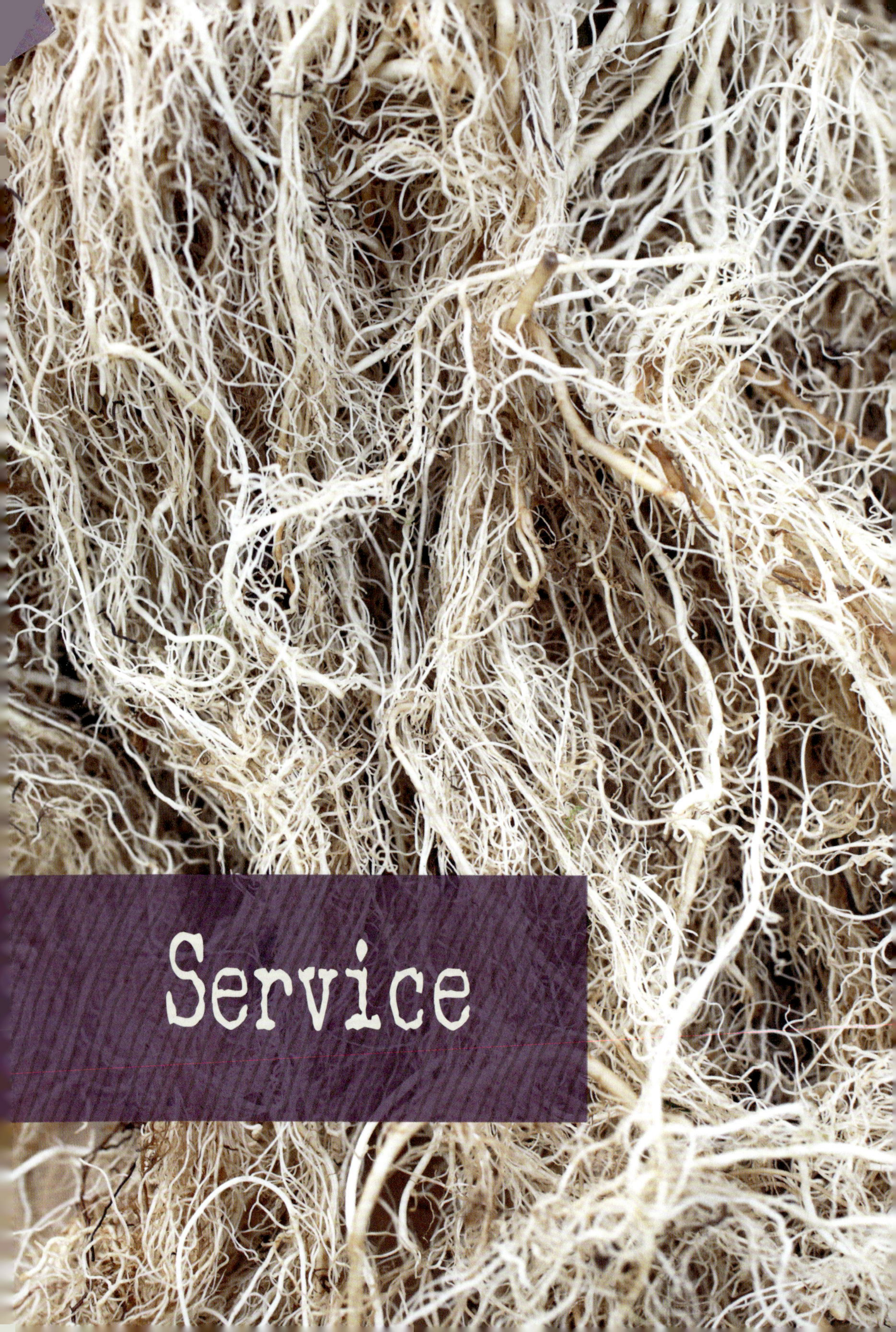

Service

BEZUGSQUELLEN

Wurzeln, Wurzelpulver, getrocknete Kräuter

Kräuterparadies Lindig
Blumenstraße 15, 80331 München
Tel. 089-265726
www.seit1887.de

Kräuter Schulte
Inh. Horst Schulte
Hauptstraße 5, 76593 Gernsbach/Schwarzwald
Tel. 07224-3876
www.kraeuterschulte.de

Rezepte, Ernährung

Sigrun Grahl
Staatl. anerkannte Ernährungstherapeutin
und Kräuterfrau
Freiherr vom Stein Straße 26, 99734 Nordhausen
Tel. 03631-465094
www.sigrun-grahl.de

Räuchermischungen und Seminare

Dorothea Rupprecht
Wertheimer Str. 77a, 81243 München
Tel. 089-87577444
www.praxis7-heilkunde.de

Gärtnereien

Gottschling Kräuter
Simone und Dr. Hagen Gottschling
17498 Diedrichshagen, OT Guest (b. Greifswald)
Weitenhäger Landweg 2
Tel. 03834-055866
www.gottschling-kraeuter.de

Staudengärtnerei Gaissmayer
Jungviehweide 3, 89257 Illertissen
Tel. 07303-7258
www.gaissmayer.de

ZUM WEITERLESEN

Aschenbrenner, Eva: Rezepte für die Gesundheit. Goldmann Verlag, 2017.

Bächle-Helde, Bernadette; Bühring, Ursel: Heilsame Wickel und Auflagen. Verlag Eugen Ulmer, 2019.

Beiser, Rudi: Kraft und Magie der Heilpflanzen. Verlag Eugen Ulmer, 2023.

Brumm, Vreni; Ducommun-Capponi, Madeleine: Wickel und Kompressen. AT Verlag, 2019.

Bühring, Ursel: Alles über Heilpflanzen. Verlag Eugen Ulmer, 2020.

Bühring, Ursel: Lehrbuch Heilpflanzenkunde. Haug-Verlag, 2020.

Detto, Simone; Grappendorf, Doris: Die wilden Neun – unsere wirksamsten Heilpflanzen sammeln und nutzen. Verlag Eugen Ulmer, 2023.

Fischer-Rizzi, Susanne: Das große Buch der Pflanzenwässer. AT-Verlag, 2014.

Fischer-Rizzi, Susanne: Medizin der Erde. AT-Verlag, 2005.

Fischer-Rizzi, Susanne: Mit der Wildnis verbunden. Kosmos-Verlag, 2016.

Fuchs, Leonhart: Kraeuterbuch von 1543. Taschen Verlag, 2017.

Genaust, Helmut: Etymologisches Wörterbuch der botanischen Pflanzennamen. nikol-Verlag, 2012.

Golte-Bechtle, Marianne, Spohn, Margot und Roland: Was blüht denn da? Kosmos Verlag, 2021.

Grappendorf, Doris: Heilkräuterausbildung-Skript. 2001.

Grappendorf, Doris: Heilpflanzentherapie. Katharinen-Verlag, 2022.

Kluge, Heidelore: Das große Hildegard von Bingen Buch. Moewig-Verlag, 2009.

Madejsky, Margret: Lexikon der Frauenkräuter. AT-Verlag, 2008.

Malm, Liesel: Meine liebsten Wildkräuter. Bassermann, 2014.
Messners, Gertrud: Kräuterhandbuch. Loewenzahn-Verlag, 2018.
Neblich-Spang, Simone: Aus dem grünen Hain. Selbstverlag, 1996.
Pahlow, Mannfried: Das große Buch der Heilpflanzen. Gräfe und Unzer Verlag, 2021.
Rippe, Olaf; Madejsky, Margret: Die Kräuterkunde des Paracelsus. AT-Verlag, 2006.
Rippe/Madejsky/Amann/Ochsner: Paracelsusmedizin. AT-Verlag, 2001.
Scherf, Gertrud: Alte Nutzpflanzen wieder entdeckt. BLV, 2014.
Storl, Wolf-Dieter: Borreliose alternativ heilen. AT-Verlag, 2007.
Storl, Wolf-Dieter: Streifzüge am Rande Midgards. KOHA-Verlag, 2014.
Stumpf, Ursula: Von Magie bis Phytotherapie. medMedia, 2004.
Weiss, Rudolf Fritz; Fintelmann, Volker: Lehrbuch der Phytotherapie. 10. Auflage. Haug-Verlag, 2016.
Wood, Matthew: Die Weisheit der Pflanzen. AT-Verlag, 2012.
Ziegler, Otto; Petzold, Artur: Drogenkunde. Reprint vom Original 1929. Reprint-Verlag 2002.

DANK

An diesem Buch zu arbeiten, mich mit dem Thema Wurzeln zu beschäftigen, in der Natur zu sein und meine eigenen Wurzeln anzuschauen, hat mir sehr viel Freude gemacht. Das alles wäre ohne meine Familie nicht möglich gewesen, die dieses Projekt immer unterstützt hat, mir den Rücken freigehalten hat und mir die Zeit und Ruhe gegeben hat, die ich brauchte.
Dann danke ich meinen Lehrerinnen und Lehrern, die den Samen in mir legten und ihn zum Keimen brachten, durch die mein Wissen ständig erweitert wurde und die mich lehrten, achtsam und mit Respekt in der Natur unterwegs zu sein. Ganz besonders bedanke ich mich bei Doris Grappendorf, die immer wieder nachfragte (ich weiß, was das für dich bedeutet!), und Susanne Fischer-Rizzi für ihr riesiges Wissen, an dem sie mich teilhaben ließ – Danke!
Ein ganz großes Dankeschön geht an die Schülerinnen und Schüler meiner Kräuterschule, die nicht aufhören zu fragen, die hinterfragen und mich immer wieder fordern.
Besonders danke ich Katrin Schönfelder, deren Impuls mich sehr bewegt hat, zu den Wurzeln zu gehen. Elisabeth Püschmann, Conny Römer, Ewa Radam und Sigrun Grahl danke ich für die Hilfe bei den Rezepten, für die Ideen und die Kräutersalze bzw. Brühen. Ohne meine liebe Kräuterfreundin Dorothea Rupprecht aus München gäbe es die duftenden Rezepte für die Räuchermischungen nicht.
Vielen Dank an Sabine Volk und Katrin Koppelin vom Kloster Michaelstein in Blankenburg, die mir die alten Gemüsewurzeln näherbrachten und sich für mich die Hände schmutzig machten. Danken möchte ich auch Ines Sandner und Griseldis Dietzel für die Bereitstellung von teils alter Literatur.
Ich danke den Lektorinnen Ina Vetter und Sabine Drobik sowie der Fotografin Heike Schmidt-Röger für ihre inspirierende Arbeit.
Aber mein größter Dank geht an meine lieben Freunde, die sich immer nach meinem Terminplan richteten, die nach meinen Befindlichkeiten fragten, die mir in schlechten Stunden geholfen haben, die Texte gelesen haben, die mich mit Infos versorgten, die mit mir durch sonnige, bunte Herbstwälder spazierten, bis es dunkel wurde, und die meinen Kopf wieder frei gemacht haben.
Euch allen danke ich von ganzem Herzen.

Für Emil und Oskar, und dass sie immer daran denken mögen, wer sie trägt und nährt und hält – Mutter Erde!

REGISTER

BILDQUELLEN

Die Fotos stammen von **Heike Schmidt-Röger**, mit Ausnahme der folgenden:

Anne Greenwood/Shutterstock.com: Klappe innen hinten, links
Bellmann, Heiko/Frank Hecker: 57
Bildagentur Zoonar GmbH/Shutterstock.com: 103
blickwinkel/McPHOTO: 73
botanikfoto/Steffen Hauser: 67
Detto, Harald: Klappe außen hinten
Hecker, Frank: Umschlagfoto vorn, 15, 17, 39, 45/ Klappe innen hinten,
rechts Mitte, 51, 115, 127
Julia Raketic/Shutterstock.com: 11
Jumos/Shutterstock.com: Klappe innen hinten, rechts unten
Manfred Ruckszio/Shutterstock.com: 61
Mauritius images: 91, 97, 109, 121
Miroslav Hlavko/Shutterstock.com: 79
sarsmis/Shutterstock.com: Klappe innen vorn
TwilightArtPictures/Shutterstock.com: Klappe innen hinten, rechts oben
Zoonar/Joerg Hemmer: 27
Zoonar/Manfred Ruckszio: 133

Anmerkung des Verlags zur Schreibweise (Gendering): Gendergerechtigkeit und Inklusion sind bei uns gelebte Praxis – bei der Auswahl unserer Themen, bei der Recherchearbeit, in der Gestaltung. Unsere Texte meinen alle. Damit unsere Inhalte jedoch gut lesbar bleiben, verzichten wir in diesem Werk auf die jeweilige Mehrfachnennung oder Anpassung der Schreibweise bestimmter Bezeichnungen an die weibliche, männliche oder diverse Form.

Haftungssausschluss

Die in diesem Buch enthaltenen Empfehlungen und Angaben sind von der Autorin mit größter Sorgfalt zusammengestellt und geprüft worden. Eine Garantie für die Richtigkeit der Angaben kann aber nicht gegeben werden. Autorin und Verlag übernehmen keine Haftung für Schäden und Unfälle. Bitte setzen Sie bei der Anwendung der in diesem Buch enthaltenen Empfehlungen Ihr persönliches Urteilsvermögen ein.
Der Verlag Eugen Ulmer ist nicht verantwortlich für die Inhalte der im Buch genannten Websites.

Bibliografische Information der Deutschen Nationalbibliothek
Die Deutsche Nationalbibliothek verzeichnet diese Publikation in der Deutschen Nationalbibliografie; detaillierte bibliografische Daten sind im Internet über http://dnb.d-nb.de abrufbar.

Wollgrasweg 41, 70599 Stuttgart (Hohenheim)
E-Mail: info@ulmer.de
Internet: www.ulmer-verlag.de
Lektorat: Ina Vetter, Sabine Drobik
Herstellung: Martina Gronau
Umschlagentwurf: Atelier Reichert, Stuttgart
Innenlayout und DTP: Atelier Reichert, Stuttgart
Reproduktion: time:ray visualisierungen, Jettingen
Druck und Bindung: Westermann Druck, Zwickau
Printed in Germany

MIX
Papier aus verantwortungsvollen Quellen
FSC® C110508

ISBN 978-3-8186-2095-0

HEILKRAFT AUS DER NATUR

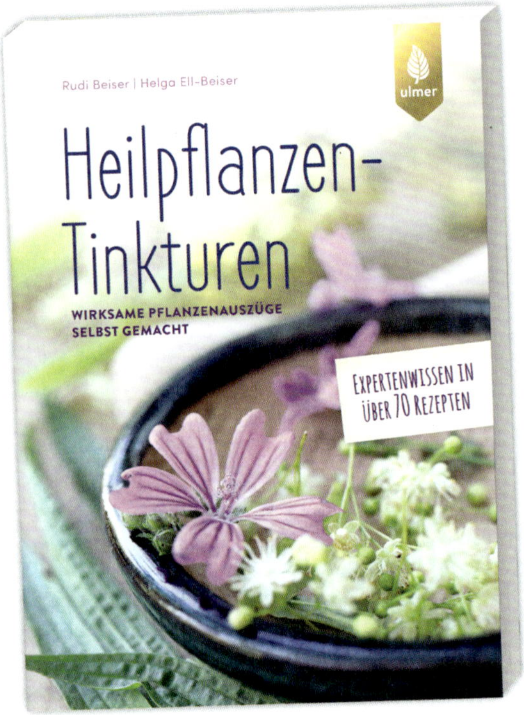

Tinkturen sind Heilpflanzenkonzentrate – durch sie können Sie die Inhaltsstoffe von Heilpflanzen sehr effektiv extrahieren und zugleich haltbar machen. Wenige Tropfen Tinktur enthalten häufig mehr Wirkstoffe als eine Tasse Tee. Die Heilpraktikerin Helga Ell-Beiser und der Heilpflanzenexperte Rudi Beiser schöpfen aus langjähriger Erfahrung und zeigen Ihnen in diesem Buch den optimalen Weg zur selbst gemachten Tinktur. Schritt für Schritt wird die Herstellung mit frischen und getrockneten Pflanzen erklärt. Mit über 70 Rezepten für alle wichtigen Beschwerden, einer exklusiv entwickelten Ausleitungstherapie sowie Tipps für Haus- und Reiseapotheke.

Heilpflanzen-Tinkturen. Wirksame Pflanzenauszüge selbst gemacht. Expertenwissen in über 70 Rezepten. R. Beiser, H. Ell-Beiser. 2., aktualisierte Auflage 2022. 160 Seiten, 70 Farbfotos, 10 Tabellen, Klappenbroschur. ISBN 978-3-8186-1268-9.